全国中医药行业高等教育
"十三五"规划教材配套用书

中医外科学
易考易错题精析与避错

主编 刘晓菲

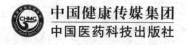

内容提要

本书为全国中医药行业高等教育"十三五"规划教材配套用书，以全国高等中医药院校规划教材和教学大纲为基础，由长年从事一线中医教学工作且具有丰富教学及命题经验的专家教授编写而成，书中将本学科考试中的重点、难点进行归纳总结，并附大量常见试题，每题均附有正确答案、易错答案及答案分析，将本学科知识点及易错之处加以解析，对学生重点掌握理论知识及应试技巧具有较强的指导作用。本书适合高等中医药院校本科学生阅读使用。

图书在版编目（CIP）数据

中医外科学易考易错题精析与避错/刘晓菲主编.—北京：中国医药科技出版社，2018.11
全国中医药行业高等教育"十三五"规划教材配套用书
ISBN 978-7-5214-0450-0

Ⅰ.①中⋯　Ⅱ.①刘⋯　Ⅲ.①中医外科学－高等学校－教学参考资料　Ⅳ.①R26

中国版本图书馆 CIP 数据核字（2018）第 212840 号

美术编辑　陈君杞
版式设计　大隐设计

出版	中国健康传媒集团｜中国医药科技出版社
地址	北京市海淀区文慧园北路甲 22 号
邮编	100082
电话	发行：010-62227427　邮购：010-62236938
网址	www.cmstp.com
规格	889×1194mm $\frac{1}{16}$
印张	13 $\frac{1}{4}$
字数	269 千字
版次	2018 年 11 月第 1 版
印次	2021 年 2 月第 2 次印刷
印刷	三河市国英印务有限公司
经销	全国各地新华书店
书号	ISBN 978-7-5214-0450-0
定价	35.00 元

版权所有　盗版必究
举报电话：010-62228771
本社图书如存在印装质量问题请与本社联系调换

编写说明

《中医外科学易考易错题精析与避错》以全国中医药行业高等教育"十三五"规划教材《中医外科学》为蓝本，将教材中的重点、难点内容进行精简提炼，帮助学生系统掌握复习课程的重点内容。其中，重点、难点及例题的覆盖范围与教学大纲及教材内容一致。全书编写顺序与教材章节顺序一致，方便学生同步学习。

本书的主要特点在于常见错误的解析和易错点的预测，使学生在短时间内既能对已学知识进行复习回顾又能熟悉题目、掌握考点，同时还可以对自己学习的薄弱环节进行强化记忆和练习。书中覆盖了教材的全部知识点，题型多样，题量丰富，对需要掌握、熟悉的内容予以强化。重点、难点部分力求全面而精炼并有所侧重；在答案分析部分，力求简单明了概括知识点的学习方法和相关解题技巧，帮助学生在复习、练习的过程中及时发现自身知识的不足之处，并理清学习和解题的思路，提示学生针对易错点进行分析、辨别，尽可能减少学生在考试中所犯的错误，从而提高学生对知识的应用能力及应试能力。

本书适合于中医学专业或者相关专业医学生在校学习、备考之用，也是初入临床的实习医生、住院医生参加执业医师考试的复习用书。

编者

2018 年 6 月

目 录

上篇 总论

第一章 中医外科学发展概况 ………… 1
第二章 中医外科学范围、疾病命名及基本术语 ………… 5
 第一节 中医外科学范围 ………… 5
 第二节 疾病的命名原则 ………… 5
 第三节 基本术语 ………… 7
第三章 中医外科疾病的病因病机 … 10
 第一节 致病因素 ………… 10
 第二节 发病机制 ………… 11

第四章 中医外科疾病辨证 ………… 13
 第一节 辨病 ………… 13
 第二节 阴阳辨证 ………… 13
 第三节 部位辨证 ………… 15
 第四节 经络辨证 ………… 16
 第五节 局部辨证 ………… 17
第五章 中医外科疾病治法 ………… 21
 第一节 内治法 ………… 21
 第二节 外治法 ………… 25

下篇 各论

第六章 疮 疡 ………… 31
 第一节 疖 ………… 33
 第二节 疔 ………… 36
 第三节 痈 ………… 38
 第四节 发 ………… 40
 第五节 有头疽 ………… 42
 第六节 流注 ………… 44
 第七节 发颐 ………… 45
 第八节 丹毒 ………… 46
 第九节 无头疽 ………… 48
 第十节 走黄与内陷 ………… 49
 第十一节 瘰疬 ………… 52
 第十二节 流痰 ………… 53
 第十三节 褥疮 ………… 54
 第十四节 窦道 ………… 55

第七章 乳房疾病 ………… 57
 第一节 乳痈 ………… 59
 第二节 粉刺性乳痈 ………… 65
 第三节 乳痨 ………… 65
 附：乳漏 ………… 67

第四节　乳癖 ………………… 69
第五节　乳疬 ………………… 74
第六节　乳核 ………………… 76
第七节　乳岩 ………………… 78
附：乳衄 …………………… 81

第八章　瘿 ……………………… 84
第一节　气瘿 ………………… 86
第二节　肉瘿 ………………… 88
第三节　瘿痈 ………………… 90
第四节　石瘿 ………………… 93

第九章　瘤、岩 ………………… 96
第一节　血瘤 ………………… 98
第二节　肉瘤 ………………… 100
第三节　筋瘤 ………………… 101
第四节　失荣 ………………… 102
第五节　肾岩 ………………… 103

第十章　皮肤及性传播疾病 …… 105
第一节　热疮 ………………… 107
第二节　蛇串疮 ……………… 108
第三节　疣 …………………… 111
第四节　黄水疮 ……………… 112
第五节　癣 …………………… 114
第六节　虫咬皮炎 …………… 115
第七节　疥疮 ………………… 116
第八节　湿疮 ………………… 118
第九节　接触性皮炎 ………… 119

第十节　药毒 ………………… 121
第十一节　瘾疹 ……………… 123
第十二节　猫眼疮 …………… 125
第十三节　瓜藤缠 …………… 127
第十四节　风瘙痒 …………… 128
第十五节　牛皮癣 …………… 129
第十六节　白疕 ……………… 130
第十七节　风热疮 …………… 133
第十八节　白驳风 …………… 135
第十九节　黧黑斑 …………… 135
第二十节　粉刺 ……………… 136
第二十一节　白屑风 ………… 137
第二十二节　酒齄鼻 ………… 138
第二十三节　油风 …………… 139
第二十四节　红蝴蝶疮 ……… 140
第二十五节　淋病 …………… 141
第二十六节　梅毒 …………… 143
第二十七节　艾滋病 ………… 144

第十一章　肛门疾病 …………… 146
第一节　痔 …………………… 150
第二节　肛痈 ………………… 157
第三节　肛漏 ………………… 159
第四节　肛裂 ………………… 162
第五节　脱肛 ………………… 166
第六节　息肉痔 ……………… 169
第七节　锁肛痔 ……………… 172

第十二章　泌尿男性生殖系疾病　175

第一节 子痈 …………………… 176
第二节 囊痈 …………………… 178
第三节 子痰 …………………… 179
第四节 阴茎痰核 ……………… 180
第五节 尿石症 ………………… 181
第六节 男性不育症 …………… 182
第七节 精浊 …………………… 182
第八节 精癃 …………………… 184

第十三章 周围血管疾病………… 186

第一节 臁疮 …………………… 186

第二节 青蛇毒 ………………… 188
第三节 股肿 …………………… 189
第四节 脱疽 …………………… 191

第十四章 其他外科疾病………… 194

第一节 冻疮 …………………… 194
第二节 烧伤 …………………… 196
第三节 毒蛇咬伤 ……………… 198
第四节 破伤风 ………………… 199
第五节 肠痈 …………………… 201

上篇 总论

第一章 中医外科学发展概况

◎ **重点** ◎

1. 陈实功、王维德、高锦庭三大流派的主要学术思想和代表著作
2. 中医外科学的起源、形成、发展、成熟

◎ **难点** ◎

近年来中医外科学的发展和新成就

常见试题

（一）单选题

1. 在我国医学史上，出现专职外科医生是在（　　）

A. 春秋　　　　　　　　B. 战国　　　　　　　　C. 周代
D. 东汉　　　　　　　　E. 西汉

【正确答案】C　　　　　　【易错答案】E

【答案分析】周代《周礼·天官》中所载"疡医"，即指外科医生，记载最早，主治肿疡、溃疡、金疡和折疡。西汉时期问世的《金创瘛疭方》是第一部外科专著，但不是最早出现专职外科医生的。

2. 内服麻醉药最早的发明者是（　　）

A. 扁鹊　　　　　　　　B. 淳于意　　　　　　　C. 刘涓子
D. 华佗　　　　　　　　E. 张仲景

【正确答案】D　　　　　　【易错答案】E

【答案分析】华佗是第一个应用麻沸散作为全身麻醉剂，进行剖骨手术、剖腹产等。张仲景对外科有很大贡献，但没发明内服麻醉剂。

3. 我国第一部论述梅毒的专著是（　　）

A.《刘涓子鬼遗方》　　　B.《霉疮秘录》　　　　　C.《世医得效方》
D.《外科正宗》　　　　　E.《疡科心得》

【正确答案】B 　　　　　　　【易错答案】A

【答案分析】《霉疮秘录》是我国第一部梅毒病专著，书中指出梅毒由性交传染且可遗传，并详细记录了应用砷、汞剂治疗梅毒的方法。《刘涓子鬼遗方》是我国现存第一部外科专著，书中主要内容是痈疽的鉴别诊断与治疗。

4. 后人评价"列证最详，论治最精"的外科文献是（　　）
   A.《外科正宗》　　　　B.《外科证治全生集》　　　C.《外科精义》
   D.《外科大成》　　　　E.《疡科心得集》

【正确答案】A 　　　　　　　【易错答案】B

【答案分析】《外科正宗》被后人评价"列证最详，论治最精"，对中医外科学的发展影响很大。《外科证治全生集》的主要学术思想为"阴虚阳实论"，创立了以阴阳为核心的辨证论治法则。

5. 我国第一部外科专著是（　　）
   A.《五十二病方》　　　B.《金匮要略》　　　　　　C.《金创疭瘛方》
   D.《刘涓子鬼遗方》　　E.《肘后备急方》

【正确答案】C 　　　　　　　【易错答案】D

【答案分析】《金创疭瘛方》是我国第一部外科专著，可惜已经散佚。《刘涓子鬼遗方》是我国现存第一部外科专著。

6. 《疡科心得集》的作者是（　　）
   A. 高锦庭　　　　　　B. 余听鸿　　　　　　　　C. 顾世澄
   D. 吴师机　　　　　　E. 叶天士

【正确答案】A 　　　　　　　【易错答案】B

【答案分析】《疡科心得集》的作者是高锦庭，余听鸿是《外科医案汇编》的作者。

7. 主张"以消为贵，以托为畏"，创立阳和汤治疗阴疽的医家是（　　）
   A. 高锦庭　　　　　　B. 余听鸿　　　　　　　　C. 王维德
   D. 吴师机　　　　　　E. 叶天士

【正确答案】C 　　　　　　　【易错答案】A

【答案分析】主张"以消为贵，以托为畏"，创立阳和汤治疗阴疽的医家是王维德，高锦庭的学术思想是"外疡实从内论治"。

8. 专述药膏外治法专著《理瀹骈文》的作者是（　　）
   A. 陈实功　　　　　　B. 陈士铎　　　　　　　　C. 顾世澄
   D. 张山雷　　　　　　E. 吴师机

【正确答案】E 　　　　　　　【易错答案】A

【答案分析】《理瀹骈文》的作者是吴师机

9. 明清三大学术流派代表作中，提出三部辨证的著作是（　　）
   A.《外科精要》　　　　B.《世医得效方》　　　　　C.《外科精义》

D.《外科枢要》　　　　　　E.《疡科心得集》
【正确答案】E　　　　　　【易错答案】A
【答案分析】《疡科心得集》将温病学说引入外科病症治，用三部辨证揭示了外科病因与发病部位的规律。

10. 世界上最先用葱管作导尿器械进行导尿的记载见于（　　）
   A.《肘后备急方》　　　B.《千金要方》　　　C.《内经》
   D.《诸病源候论》　　　E.《刘涓子鬼遗方》
【正确答案】B　　　　　　【易错答案】A
【答案分析】《千金要方》有世界上最先用葱管作导尿器械进行导尿的记载，《肘后备急方》是世界上最早应用含碘食物治疗甲状腺疾病的记载。

11.《诸病源候论》是我国第一部（　　）专著
   A. 药物学　　　　　　B. 内科学　　　　　　C. 外科学
   D. 手术学　　　　　　E. 病原病理学
【正确答案】E　　　　　　【易错答案】C
【答案分析】《诸病源候论》是我国第一部病原病理学专著。

12. 用水银治疗皮肤病最早见于（　　）
   A.《刘涓子鬼遗方》　　B.《肘后备急方》　　C.《千金要方》
   D.《霉疮秘录》　　　　E.《外台秘要》
【正确答案】A　　　　　　【易错答案】C
【答案分析】用水银膏治疗皮肤病最早见于《刘涓子鬼遗方》，《千金要方》最早记载用动物肝脏治疗夜盲症。

13. 世界上最早应用含碘食物治疗甲状腺疾病的记载见于（　　）
   A.《五十二病方》　　　B.《伤寒杂病论》　　C.《肘后备急方》
   D.《诸病源候论》　　　E. 以上都不是
【正确答案】C　　　　　　【易错答案】E
【答案分析】世界上最早应用含碘食物治疗甲状腺疾病的记载见于《肘后备急方》。

14. 最早提出"五善七恶"学说的是（　　）
   A.《黄帝内经》　　　　B.《伤寒杂病论》　　C.《太平圣惠方》
   D.《世医得效方》　　　E.《千金要方》
【正确答案】C　　　　　　【易错答案】E
【答案分析】《太平圣惠方》最早提出"五善七恶"学说。《千金要方》提出用葱管导尿治疗尿潴留。

（二）多选题
   1. 外科鼻祖华佗的主要成就有（　　）

A. 发明了麻沸散　　　　　B. 首创剖腹术　　　　　C. 用烧灼法消毒手术器械
D. 用蟾酥酒止血止痛　　　E. 在世界上最早开展了麻醉术

【正确答案】ABE　　　　　【易错答案】C、D

【答案分析】《太平圣惠方》有用蟾酥酒止血、止痛,用烧灼法消毒手术器械的记述,华佗的主要成就是发明了麻沸散、首创剖腹术、在世界上最早开展了麻醉术。

2. 关于《外科证治全生集》,下列说法正确的有（　　　）

A. 创立外科阴阳为主的辨证论治法则

B. 主张以"阳和通腠、温补气血"原则治疗阴证

C. 作者是陈实功

D. 主张"以消为贵、以托为畏",反对滥用刀针

E. 提出三部辨证

【正确答案】ABD　　　　　【易错答案】C、E

【答案分析】陈实功的著作是《外科正宗》,《外科证治全生集》创立外科阴阳为主的辨证论治法则,主张以"阳和通腠、温补气血"原则治疗阴证,主张"以消为贵、以托为畏",反对滥用刀针。

（三）简答题

试述明清时期形成的中医外科三大流派的学术特点。

【正确答案】"正宗派"以明代陈实功的《外科正宗》为代表。该书内容丰富,条理清晰,体现了明以前外科学的主要成就,被后世医家评价为"列证最详,论治最精",对中医外科学的发展影响很大。其重视脾胃,指出:"盖脾胃盛则多食而易饥,其人多肥,气血亦壮;脾胃弱,则少食而难化,其人多瘦,气血亦衰。故外科尤以调理脾胃为要。"主张应用外治法和进行外科手术,外治法有熏、洗、熨、照、湿敷等,并记载手术方法14种。"全生派"以清代王维德的《外科全生集》为代表。其主要学术思想为"阴虚阳实"论,创立了外科证治中以阴阳为核心的辨证论治法则,指出:"红肿乃阳实之证,气血热而毒沸;白疽乃阴虚之证,气血寒而凝。"对阴疽的治疗,提出以"阳和通腠,温补气血"法则,并主张"以消为贵,以托为畏",反对滥用刀针。创立了阳和汤、阳和解凝膏、犀黄丸和小金丹等治疗阴疽名方,至今仍广为运用。"心得派"以清代高锦庭《疡科心得集》为代表。高氏的学术思想为"外疡实从内出论",对外科病病因病机进行阐释,注重外证与内证的关系,指出:"夫外疡之发,不外乎阴阳、寒热、表里、虚实、气血、标本,与内证异流而同源者也。"将温病学说引入外科病证治,用三焦辨证揭示了外科病因与发病部位的规律,指出:"疡科之症,在上部者,俱属风温风热,风性上行故也;在下部者,俱属湿火湿热,湿性下趋故也;在中部者,多属气郁、火郁,以气火俱发于中也。"在治疗上善于应用治疗温病的犀角地黄汤、紫雪丹、至宝丹等治疗疔疮走黄。

【易错答案】要点回答不全面。

第二章 中医外科学范围、疾病命名及基本术语

第一节 中医外科学范围

◎ **重点** ◎

中医外科学的范围

◎ **难点** ◎

中医外科学的特点

第二节 疾病的命名原则

◎ **重点** ◎

中医外科疾病以部位、穴位、脏腑、病因、形态、颜色、疾病特征、范围大小、病程长短、传染性进行命名的原则

◎ **难点** ◎

外科疾病的常见命名

常见试题

（一）单选题

1.委中毒是以（　　）命名

A.部位命名　　　　　　B.穴位病名　　　　　　C.脏腑命名

D.病因命名　　　　　　E.疾病特性命名

【正确答案】B　　　　【易错答案】A

【答案分析】如人中疔、委中毒、膻中疽等都是以穴位命名的。乳痈、子痈、对口疽等是以部位命名的疾病。

2.下列疾病中以其传染性命名的是（　　）

A. 疫疔   B. 破伤风   C. 流注
D. 烂疔   E. 人中疔

【正确答案】A   【易错答案】D

【答案分析】疫疔是接触疫畜染毒所致的急性传染性疾病，因其具有传染性，其状如疔，故名疫疔。烂疔是一种急性化脓性疾病，无传染性。

3. 下列疾病中以部位命名的是（　　）
A. 对口疽   B. 肠痈   C. 人中疔
D. 蛇头疔   E. 鹅掌风

【正确答案】A   【易错答案】B

【答案分析】以部位命名的是对口疽，肠痈是以脏腑命名。

4. 下列疾病中以疾病形态命名的是（　　）
A. 丹毒   B. 疖   C. 烂疔
D. 乳岩   E. 鹅掌风

【正确答案】E   【易错答案】C

【答案分析】蛇头疔、鹅掌风是以形态命名。烂疔、流注、湿疮是以疾病特征命名。

5. 以疾病特性命名的疾病是（　　）
A. 子痈   B. 人中疔   C. 痈
D. 蛇头疔   E. 烂疔

【正确答案】E   【易错答案】D

【答案分析】烂疔、流注、湿疮是以疾病特性命名。蛇头疔、鹅掌风是以形态命名。

6. 乳痈是（　　）
A. 以部位命名   B. 以疾病特性命名   C. 两者均是
D. 两者均非

【正确答案】A   【易错答案】C

【答案分析】乳痈是以部位命名。乳岩是以部位、疾病特性命名。

（二）多选题

外科疾病命名一般是依据（　　）
A. 颜色、穴位   B. 症状、形态   C. 病因、范围大小
D. 疾病特性、传染性   E. 部位、脏腑

【正确答案】ABCD   【易错答案】E

【答案分析】疾病命名一般是依据其发病部位，穴位，脏腑，病因，形态，颜色，特征，范围，病程，传染性命名。

第三节 基本术语

◎ 重点 ◎

外科基本术语

◎ 难点 ◎

外科术语的内涵

常见试题

(一) 单选题

1. 溃疡疮口呈空腔，疮面肉色不鲜，脓水清稀，并夹有败絮状物。常见于（　　）

A. 岩　　　　　　　　　B. 附骨疽　　　　　　　　C. 瘰疬

D. 麻风　　　　　　　　E. 梅毒

【正确答案】C　　　　　【易错答案】A

【答案分析】岩的特点是局部肿块坚硬，高低不平，皮色不变，推之不移，溃烂后如翻花石榴，色紫恶臭，疼痛剧烈，难以治愈。瘰疬特点是溃破后溃疡疮口呈空腔，疮面肉色不鲜，脓水清稀，并夹有败絮状物。

2. 下列哪项不是辨心善的根据（　　）

A. 精神爽快　　　　　　B. 言语清亮　　　　　　　C. 舌润不渴

D. 身体轻便　　　　　　E. 寝寐安宁

【正确答案】D　　　　　【易错答案】A

【答案分析】身体轻便为肝善；精神爽快，言语清亮，舌润不渴，寝寐安宁为心善。

3. 外科七恶辨证的主要依据是（　　）

A. 局部症状　　　　　　B. 全身症状　　　　　　　C. 局部和全身症状

D. 全身症状为主，局部症状为次　　　　　　　　　E. 以上都不是

【正确答案】B　　　　　【易错答案】A

【答案分析】外科七恶辨证主要依据是全身症状。

4. 身体浮肿，呕吐呃逆，肠鸣泄泻，口糜满布。属（　　）

A. 肝恶　　　　　　　　B. 脾恶　　　　　　　　　C. 肾恶

D. 脏腑败坏　　　　　　E. 气血衰竭

【正确答案】D　　　　　【易错答案】C

【答案分析】身体浮肿，呕吐呃逆，肠鸣泄泻，口糜满布。属脏腑败坏；肾恶为时渴引饮，面容惨黑，咽喉干燥，阴囊内缩。

5.肿疡基底部周围之坚硬区,边缘清楚,称为(　　)
A. 根脚　　　　　　B. 根盘　　　　　　C. 护场
D. 胬肉　　　　　　E. 肿疡
【正确答案】B　　　　　　【易错答案】A
【答案分析】肿疡基底部周围之坚硬区,边缘清楚,称为根盘;肿疡基底根部称为根脚。

(二)多选题

1.下列皮损为原发性皮损的是(　　)
A. 斑疹　　　　　　B. 疱疹　　　　　　C. 风团
D. 丘疹　　　　　　E. 糜烂
【正确答案】ABCD　　　　　　【易错答案】E
【答案分析】原发性皮损是最早出现的皮肤改变,还未发生自然演变和人为因素的影响,包括斑疹、丘疹、结节、水泡、疱疹、风团、紫癜。

2.下列表现中属肝恶者是(　　)
A. 汗出肢冷　　　　B. 身体强直　　　　C. 疮陷脓臭
D. 疮流血水　　　　E. 目难正视
【正确答案】BDE　　　　　　【易错答案】A、C
【答案分析】疮陷脓臭是脾恶的表现。肝恶表现为身体强直,目难正视,疮流血水,惊悸时作。

(三)名词解释

1.胬肉
【正确答案】疮疡溃破后,出现过度生长高突于疮面或暴翻于疮口之外的腐肉,称为胬肉。需要说明的是,中医眼科学所讲的胬肉攀睛(即翼状胬肉)与外科所指的胬肉不尽相同。
【易错答案】眼眦部长有赤膜,其状如昆虫之翼,横贯白睛,攀侵黑睛,甚至遮盖瞳神的眼病。相当于现代医学之翼状胬肉。
【答案分析】一般认为,长期暴露于烟尘、风沙、日光下,结膜结缔组织受冷、热刺激,导致变性增生。

2.护场
【正确答案】"护"有保护之意,"场"为斗争场所。所谓护场,是指在疮疡的正邪交争中,正气能够约束邪气,使之不至于深陷或扩散所形成的局部作肿范围。有护场说明正气充足,疾病易愈;无护场说明正气不足,预后较差。
【易错答案】保护场所。
【答案分析】《医宗金鉴·外科心法要诀·疔疮》"五脏皆可发疔疮"注:"一疔之外别生一小疮,名曰应候;四围赤种而不散漫者,名曰护场。"

3.袋脓
【正确答案】溃后疮口缩小,或切口不当,致使空腔较大,犹如口袋之形,脓液不易排出而蓄积袋底，即为袋脓。

【易错答案】成袋的脓液。

【答案分析】是指肿疡溃后疮口较小，或切口不当，致使空腔较大，有如口袋之形。

（四）简答题

什么是"漏"？

【正确答案】指溃口处脓水淋漓不止，犹如滴漏。它包括两种不同性质的病理改变，一是瘘管，指体表与有腔脏器之间的病理性管道，伴有脓水淋漓，具有内口和外口；或溃口与溃口相通的病理性管道。二是窦道，指深部组织通向体表的病理性盲管，伴脓水淋漓，一般只具有外口而无内口。

【易错答案】要点回答不全面。

【答案分析】漏包括瘘管和窦道。

第三章　中医外科疾病的病因病机

第一节　致病因素

◎ **重点** ◎

中医外科学的致病因素

◎ **难点** ◎

外感六淫、情志内伤、饮食不节、外来伤害、劳伤虚损、感受特殊之毒、痰饮瘀血等的致病特点

常见试题

（一）单选题

1. 漫肿宣浮，或游走不定，不红微热，轻微疼痛。其成因为（　　）
A. 火　　　　　　　　B. 寒　　　　　　　　C. 风
D. 湿　　　　　　　　E. 气
【正确答案】C　　　　【易错答案】D
【答案分析】湿痛表现为痛且酸胀，肢体沉重，按之出现可凹陷性水肿或者糜烂流滋；风痛表现为漫肿宣浮，或游走不定，不红微热，轻微疼痛。

2. 关于外科特殊之毒，错误的是（　　）
A. 蛇毒　　　　　　　B. 疫畜毒　　　　　　C. 漆毒
D. 破伤风毒　　　　　E. 沥青毒
【正确答案】D　　　　【易错答案】E
【答案分析】破伤风毒属于外来伤害，沥青毒与漆毒同属于特殊之毒。

3. 外科疾病由多种原因引起，但主要是由于（　　）
A. 风温、风热　　　　B. 火毒、热毒　　　　C. 气郁、火郁
D. 外感、邪毒　　　　E. 湿热之邪
【正确答案】B　　　　【易错答案】A

【答案分析】六淫邪毒均可成为外科疾病的致病因素，六淫均可化生火热，所以疮疡的发生以热毒、火毒多见。风温、风热是上焦病多见的致病因素。

4. 夏秋季节发生的疮疡其病因多为（　　）
A. 风邪　　　　　　　　B. 寒邪　　　　　　　　C. 暑湿
D. 热邪　　　　　　　　E. 燥邪
【正确答案】C　　　　　【易错答案】B
【答案分析】夏秋季节发生的疮疡其病因多为暑湿；冬季发生的疮疡其病因多为寒邪。

5. 下列选项不是痰邪为病的是（　　）
A. 瘰疬　　　　　　　　B. 乳核　　　　　　　　C. 疫疔
D. 肢体结节肿块　　　　E. 以上都不是
【正确答案】C　　　　　【易错答案】A
【答案分析】疫疔属于感受的疫毒；瘰疬、乳核、肢体结节肿块属于痰邪为病。

6. 寒邪致病的特点是（　　）
A. 其肿宣浮，患部皮色或红或不变，痛无定处
B. 肿势散漫，痛有定处，得暖则减
C. 患部红、肿胀、灼热，糜烂流脓或伴滋水，或痒或痛
D. 发病迅速，来势猛急，焮红灼热，肿势皮薄光泽，疼痛剧烈
E. 以上都不是
【正确答案】B　　　　　【易错答案】A
【答案分析】寒邪致病的特点是肿势散漫，痛有定处，得暖则减。其肿宣浮，患部皮色或红或不变，痛无定处是风肿的特点。

（二）多选题

风邪引起的肿痛特点是（　　）
A. 肿势宣浮　　　　　　B. 来急去快　　　　　　C. 痛无定处
D. 不红不热　　　　　　E. 焮热疼痛
【正确答案】ABC　　　　【易错答案】D、E
【答案分析】风邪引起的肿痛特点是肿势宣浮、来急去快、痛无定处、走注甚速。寒邪引起的肿痛特点是不红不热、肿势散漫、痛有定处、得缓则减。

第二节　发病机制

◎ 重点 ◎

外科疾病的发病机制

◎ 难点 ◎

从邪正盛衰、气血凝滞、经络阻塞、脏腑失和四个方面掌握外科疾病的病机特点

常见试题

(一) 单选题

1. 外感疾病的主要病理基础是（　　）

A. 气血凝滞，外感热毒　　B. 气血凝滞，脏腑失调　　C. 气血凝滞，经络阻塞
D. 气血凝滞，正气虚衰　　E. 气血凝滞，情志内伤

【正确答案】C　　　　【易错答案】D

【答案分析】外感疾病的主要病理基础是气血凝滞，经络阻塞。

2. 下列外科疾病的发病机制不正确的是（　　）

A. 邪正盛衰　　　　B. 气血凝滞　　　　C. 经络阻塞
D. 痰饮瘀血　　　　E. 以上都不是

【正确答案】D　　　　【易错答案】E

【答案分析】痰饮瘀血属于致病因素，发病机制包括邪正盛衰、气血凝滞、经络阻塞、脏腑失和。

(二) 多选题

外科疾病发生发展与气血盛衰的关系为（　　）

A. 气血虚者，易患外科疾病

B. 气血盛者，邪正斗争激烈，症状较重

C. 气血虚者，邪正斗争不激烈，症状较轻

D. 气虚者，疮疡不易起发破溃

E. 血虚者，溃后不易收口

【正确答案】ADE　　　　【易错答案】B、C

【答案分析】气血虚者，邪正斗争不激烈，症状较重，易患外科疾病；气虚者，疮疡不易起发破溃；血虚者，溃后不易收口。

(三) 简答题

试述外科疾病发病与经络的关系。

【正确答案】经络阻塞是外科疾病的发病机制之一，同时局部的经络状况也能成为发病的条件。经络气血充盛，疮疡易消、易溃、易敛；经络气血虚弱，则疮疡难消、难溃、难敛。另外，经络还是疾病传导的通路，体表的毒邪可由经络内攻脏腑，脏腑的病变也可由经络外达体表。

【易错答案】要点回答不全面。

第四章 中医外科疾病辨证

第一节 辨病

◎ **重点** ◎

病史、全面体检、局部检查以及辅助检查在临床辨病过程中的重要性

◎ **难点** ◎

中医外科疾病的综合分析

第二节 阴阳辨证

◎ **重点** ◎

外科疾病阴证、阳证的辨证方法

◎ **难点** ◎

注意阴证、阳证常混杂在一起

常见试题

(一)单选题

1.下列关于阴阳辨证错误的是（　　）

A.高肿突起，根盘收束者，多为阳证

B.皮温不高，肿势不显者一定是阴证

C.坚硬如石或柔软如棉，皮色不变或紫暗者，多为阴证

D.阴阳是外科疾病辨证的总纲

E.阳证溃疡多见肉芽红活润泽，脓质稠厚

【正确答案】B 　　　【易错答案】E

【答案分析】阳证初起会皮温不高，肿势不显，阴证也会出现皮温不高，肿势不显，阳证溃疡多见肉芽红活润泽，脓质稠厚。

2. 以下表现属于逆证的是（　　）
A. 疮疡初起疮顶平塌，根脚散漫，不痛不热
B. 疮疡初起疮顶高突，根脚不散，灼热疼痛
C. 疮疡疮面红活鲜润，新肉易生，疮口易敛
D. 疮疡溃后脓稠黄白，色鲜不臭，肿消痛减
E. 疮疡顶高根收，皮薄光亮，易脓易腐

【正确答案】A　　　　【易错答案】B

【答案分析】疮疡初起疮顶高突，根脚不散，灼热疼痛是顺证的表现，疮顶平塌，根脚散漫，不痛不热是逆证的表现。

3. 疮疡顶高根收，皮薄光亮，易脓易腐。属（　　）
A. 脓已成顺证　　　　B. 脓已成逆证　　　　C. 溃后顺证
D. 溃后逆证　　　　　E. 收口期逆证

【正确答案】A　　　　【易错答案】D

【答案分析】疮疡顶高根收，皮薄光亮，易脓易腐。属脓已成顺证；疮疡皮烂肉坚无脓，时流血水，肿痛不减，属溃后逆证。

（二）多选题

1. 以下表现属于阳证的有（　　）
A. 肿胀形势高起者
B. 肿胀范围不局限，根脚散漫者
C. 肿胀局限，根脚收束者
D. 脓液稠厚者
E. 肿块坚硬如石，或柔软如绵者

【正确答案】ACD　　　　【易错答案】B、E

【答案分析】阴证的肿块硬度坚硬如石，或柔软如绵，阳证表现为肿胀形势高起，肿胀局限，根脚收束，脓液稠厚。

2. 疮疡收口期顺证辨证依据有（　　）
A. 疮面红活鲜润　　　B. 新肉易生　　　C. 疮口易敛
D. 疮面不知痛痒　　　E. 疮顶软陷

【正确答案】ABC　　　　【易错答案】D、E

【答案分析】疮疡收口期顺证主要表现为疮面红活鲜润，新肉易生，疮口易敛，疮口对于痛痒感觉较为敏感。

（三）论述题

试述中医外科学如何辨别阳证、阴证。

【正确答案】从中医外科学辨别阳证与阴证见下表。

	阳证	阴证
发病缓急	急性发作	慢性发作
皮肤颜色	红赤	苍白、紫暗或皮色不变
皮肤温度	灼热	凉或不热
肿胀形势	高肿突起	平塌下陷
肿胀范围	根脚收束	根脚散漫
肿块硬度	软硬适度	坚硬如石或柔软如棉
疼痛感觉	疼痛剧烈、拒按	不痛、隐痛、酸痛或抽痛
病位深浅	皮肤、肌肉	血脉、筋骨
脓液质量	脓质稠厚	脓质稀薄
溃疡形色	肉芽红活润泽	肉芽苍白或者紫暗
病程长短	短	长
全身症状	初期常伴有形寒发热、口渴、纳呆、大便秘结	初期无明显症状，或伴有虚寒症状小便短赤、溃后渐消
舌苔脉象	舌红苔黄，脉有余	舌淡苔少，脉不足
预后顺逆	易消、易溃、易敛，多顺	难消、难溃、难敛，多逆

【易错答案】要点回答不全面。

【答案分析】阴阳辨证要根据发病缓急、皮肤颜色、皮肤温度、肿胀形势、肿胀范围、肿块硬度、疼痛感觉、病位深浅等多方面进行对比。

第三节 部位辨证

◎ **重点** ◎

掌握外科疾病上、中、下三部的辨证方法

◎ **难点** ◎

外科疾病发于上、中、下三部的病因及发病特点，常见症状和疾病等

常见试题

（一）单选题

1.湿邪所致外科疾病好发于人体的部位是（　　）

A. 上部　　　　　　　B. 下部　　　　　　　C. 中部
D. 上肢　　　　　　　E. 背部

【正确答案】B　　　　　　　【易错答案】A

【答案分析】发于下部者多属寒湿湿热，发于上部者多属风温风热。

2.多为气郁、火郁之邪所致外科疾病好发于人体的部位是（　　）
A.上部　　　　　　　　B.下部　　　　　　　　C.中部
D.上肢　　　　　　　　E.背部

【正确答案】C　　　　　　　【易错答案】A

【答案分析】多为气郁、火郁之邪所致外科疾病好发于人体中部，发于上部者多属风温风热。

3.提出上、中、下三部辨证的医家及其代表著作是（　　）
A.高锦庭、《外科正宗》
B.王维德、《外科证治全生集》
C.高锦庭、《疡科心得集》
D.汪机、《外科理例》
E.陈实功、《外科正宗》

【正确答案】C　　　　　　　【易错答案】B

【答案分析】高锦庭提出上、中、下三部辨证，其代表著作是《疡科心得集》；王维德提出以阴阳为核心的辨证论治法则。

4.外科疾病发于胸腹，多由于（　　）引起
A.火郁　　　　　　　B.风温、风热　　　　　　C.气郁、火郁
D.凉燥、温燥　　　　E.湿热、寒湿

【正确答案】C　　　　　　　【易错答案】E

【答案分析】外科疾病发于胸腹、腰背，多由于气郁、火郁；发于臀腿、胫足部多由于湿热、寒湿。

（二）简答题

从部位辨证的角度简述外科疾病的致病因素与其发病部位的一般规律。

【正确答案】①凡发于人体上部（头面、颈项、上肢）的，多因风温、风热所引起（多风）。②凡发于人体中部（胸、腹，腰背）的，多因气郁、火郁所引起（多郁）。③凡发于人体下部（臀、腿、胫足）的，多因寒湿、湿热所引起（多湿）。

【易错答案】要点回答不全面。

【答案分析】上部多属风温、风热；中部多属气郁、火郁；下部多属寒湿、湿热。

第四节　经络辨证

◎ 重点 ◎

十二经络气血多少与外科疾病的关系

◎ 难点 ◎

人体各部经络所属：头面部、乳部、耳前后、手足、背臀部、腿部、腹部

常见试题

单选题

关于中医外科疾病的经络辨证，下列说法错误的是（ ）

A. 发于多气多血之经，病多易溃易敛

B. 发于多气少血之经，治疗时要注重行气滋养

C. 手足阳明经为气血俱多之经，治疗时应以行气活血为要

D. 手足厥阴经为多血少气之经

E. 白芷、升麻常用作太阳经的引经药

【正确答案】D　　　　【易错答案】E

【答案分析】手足厥阴经为多血多气之经。白芷、升麻常用作太阳经的引经药。

第五节　局部辨证

◎ **重点** ◎

肿、痛、痒、脓、麻木及肿块、结节、溃疡、出血的辨证特点

◎ **难点** ◎

辨成脓的方法：按触法、透光法、点压法、穿刺法及B超等

常见试题

（一）单选题

1. 疮疡化脓时，临床常见的疼痛性质是（ ）

A. 阵发痛　　　　　　B. 持续痛　　　　　　C. 烧灼痛

D. 胀裂痛　　　　　　E. 跳啄痛

【正确答案】E　　　　【易错答案】C

【答案分析】疮疡化脓时，痛如鸡啄，并伴有节律性。烧灼痛是阳性疮疡的疼痛特点。

2. 临床常见痒症的病因是（ ）

A. 风胜、湿胜、热胜、虫淫、血虚

B. 风胜、热胜、湿胜、阴虚、血虚

C. 风胜、湿胜、热胜、燥胜、阴虚

D. 风胜、热胜、湿胜、虫淫、阴虚

E. 风胜、湿胜、热胜、血虚、火胜

【正确答案】A 【易错答案】B

【答案分析】风胜、湿胜、热胜、虫淫客于皮肤肌表，引起皮肉间气血不和，郁而生微热所致；或由于血虚风燥阻于皮肤，肌失濡养，内生虚热而发。

3. 辨疼痛性质，下列说法错误的是（　　）
A. 胀痛多为气滞或气郁所致
B. 裂痛病变多在皮肉，如肛裂
C. 灼痛多提示有热
D. 刺痛多有血瘀，如蛇串疮的刺痛
E. 啄痛常发生在疮疡初期

【正确答案】E 【易错答案】B

【答案分析】啄痛常发生在疮疡中期（溃脓期），裂痛病变多在皮肉，如肛裂是对的。

4. 痰肿的临床特点是（　　）
A. 肿势高突，根盘收束　　B. 坚硬如石，皮色不变　　C. 肿势软如棉，或硬如馒
D. 皮紧内软，喜怒有变　　E. 皮肤漫肿，其色青紫

【正确答案】C 【易错答案】D

【答案分析】痰肿的临床特点是肿势软如棉，或硬如馒；皮紧内软，喜怒有变是气肿的临床特点。

5. 走窜无定，遍体作痒，抓破血溢，随破随收，多为干性。其成因为（　　）
A. 风　　　　　　　　B. 湿　　　　　　　　C. 热
D. 虫淫　　　　　　　E. 血虚

【正确答案】A 【易错答案】E

【答案分析】血虚表现为皮肤变厚，干燥，脱屑，很少糜烂流滋水，风胜表现为走窜无定，遍体作痒，抓破血溢，随破随收，多为干性。

6. 疮疡脓已成，下列选项最具诊断价值的是（　　）
A. 疼痛剧烈　　　　　　B. 皮肤灼热　　　　　　C. 指起即复
D. 肿块变软　　　　　　E. 脉来滑数

【正确答案】C 【易错答案】B

【答案分析】疮疡脓已成时会表现为局部按压有波动感，指起即复。

7. 皮色焮红，灼热疼痛，遇冷痛减，其成因为（　　）
A. 热　　　　　　　　B. 寒　　　　　　　　C. 风
D. 气　　　　　　　　E. 化脓

【正确答案】A 【易错答案】D

【答案分析】皮色焮红，灼热疼痛，遇冷痛减，其成因为热；攻痛无常，时感抽掣，喜缓怒甚，其成因为气。

8. 浸淫四窜，黄水淋漓，其痒成因多为（　　）

A. 风 B. 湿 C. 热
D. 虫淫 E. 血虚
【正确答案】B 【易错答案】C
【答案分析】浸淫四窜，黄水淋漓，其痒成因多为湿；焮红作痒，常不传染，其痒成因多为热。

9. 肿势平坦，皮色不红不热或微红微热，重按乃痛而应指者，为（　　）
A. 有脓 B. 无脓 C. 脓已成熟
D. 脓浅 E. 脓深
【正确答案】E 【易错答案】C
【答案分析】肿势平坦，皮色不红不热或微红微热，重按乃痛而应指者，为脓深；肿块已软，边界已分，按之应指，疼痛已缓者，为脓已成熟。

（二）多选题

1. 辨脓气血充足者可见（　　）
A. 脓黄浊质稠 B. 脓黄白质稠 C. 脓黄白质稀
D. 脓色泽鲜明 E. 脓色泽不净
【正确答案】BD 【易错答案】A、C、E
【答案分析】如黄白质稠，色泽鲜明，为气血充足，最是佳象；如黄浊质稠，色泽不净，为气火有余，尚属顺证。

2. 辨脓的方法有（　　）
A. 按触法 B. 验尿法 C. 辨舌法
D. 透光法 E. 穿刺法
【正确答案】ADE 【易错答案】B、C
【答案分析】确认成脓的方法有按触法、透光法、点压法、穿刺法、B超。

（三）简答题

1. 什么叫辨脓按触法？
【正确答案】用两手食指的指端轻放于脓肿患部，相隔适当的距离，然后以一手指端稍用力按一下，则另一手指端即有一种波动的感觉。这种感觉称为应指，经反复多次及左右相互交替试验，若应指明显者为有脓。这种辨脓有无的操作方法叫按触法。
【易错答案】要点回答不全面。
【答案分析】按触法可以判断有无脓液。

2. 什么叫辨脓透光法？
【正确答案】医生以左手遮着患指（趾），同时用右手把手电筒放在患指（趾）下面，对准患指（趾）照射，然后注意观察指（趾）部上面，如见深黑色的阴影为有脓。这种辨脓有无的操作方法叫透光法。

【易错答案】要点回答不全面。

【答案分析】透光法可用于指、脚趾部位。

3. 如何辨别疮疡的有脓、无脓？

【正确答案】①按之灼热痛甚，指端重按一处其痛最甚，肿块已软，指起即复，脉数者，为脓已成；②按之微热，痛势不甚，肿块作硬，指起不复，脉不数者，为脓未成。

【易错答案】要点回答不全面。

（四）论述题

如何辨别脓液的形质、色泽和气味？

【正确答案】脓稠厚者，元气较充；淡薄者，元气多弱。黄白质稠，色泽鲜明，为气血充足，属于佳象；黄浊质稠，色泽不洁，为气火有余，尚属顺证；黄白质稀，色泽洁净，气血虽虚，未为败象；脓色绿黑稀薄，为蓄毒日久，有损筋伤骨的可能；脓中夹有瘀血色紫成块者，为血络损伤。脓液略带腥味，其质必稠，多为顺证；脓液腥秽恶臭，其质必薄，多为逆证，且常为穿膜损骨的征兆。

【易错答案】要点回答不全面。

第五章 中医外科疾病治法

第一节 内治法

◎ **重点** ◎

掌握内治消、托、补三大法的概念及适应证

◎ **难点** ◎

理解内治法的具体运用

常见试题

（一）单选题

1. "托法"适用于（　　）

    A. 外疡中期，正虚毒盛者　　B. 初期肿疡　　C. 溃疡后期，疮口难敛者

    D. 肿疡疮形已成者　　E. 外科非化脓性肿块性疾病

    【正确答案】A　　【易错答案】C

    【答案分析】托法就是采用补益气血和透脓的药物扶助正气托毒外出，以免毒邪扩散和内陷的治疗法则。溃疡后期，疮口难敛者适宜用补法辅助其正气，助养其新生使创口早日愈合。

2. 补法适用于下列何症（　　）

    A. 外疡中期，正虚毒盛者　　B. 初期肿疡　　C. 溃疡后期，疮口难敛者

    D. 肿疡疮形已成者　　E. 外科非化脓性肿块性疾病

    【正确答案】C　　【易错答案】A

    【答案分析】补法适用于溃疡后期，疮口难敛者；托法适用于外疡中期，正虚毒盛者。

3. 肿疡已成，毒盛正气不虚，溃后脓出不畅者，内治方药宜选用（　　）

    A. 透脓散　　B. 仙方活命饮　　C. 黄连解毒汤

    D. 托里消毒散　　E. 清肝解郁汤

    【正确答案】A　　【易错答案】D

    【答案分析】托里消毒散用于疮疡元气虚弱，或行攻伐，不能溃散；透脓散用于肿疡已成，

毒盛正气不虚，溃后脓出不畅者。

4. 下列选项不是疮疡阳证的表现的是（　　）
A. 急性发作　　　　　　B. 肿胀局限，根脚收束　　　C. 疼痛剧烈
D. 溃后脓液稠厚　　　　E. 皮肤温度微热
【正确答案】E　　　　　【易错答案】A
【答案分析】疮疡阳证表现为皮肤温度灼热，急性发作，肿胀局限，根脚收束，脓液稠厚。

5. 阴证疮疡，肿势平坦，散漫不聚，边界不清。其病机为（　　）
A. 邪盛毒势不聚　　　　B. 气血不充　　　　　　　　C. 热毒壅盛
D. 脾阳不振　　　　　　E. 阴虚火旺
【正确答案】B　　　　　【易错答案】C
【答案分析】阴证疮疡因气血不充会表现为肿势平坦，散漫不聚，边界不清。

6. 疮疡内治清气分热代表方为（　　）
A. 内疏黄连汤　　　　　B. 白虎汤　　　　　　　　　C. 五味消毒饮
D. 黄连解毒汤　　　　　E. 清营汤
【正确答案】D　　　　　【易错答案】C
【答案分析】疮疡内治清气分热代表方为黄连解毒汤；清热解毒法代表方是五味消毒饮。

7. 外科疾病内治法总则为（　　）
A. 温、通、下　　　　　B. 清、消、通　　　　　　　C. 消、托、补
D. 消、通、补　　　　　E. 宣、清、温
【正确答案】C　　　　　【易错答案】A
【答案分析】外科疾病内治法总则为消、托、补三法。

8. 痈疽肿硬，发热烦躁，大便秘结，舌干口苦，脉沉实者，治宜（　　）
A. 内疏黄连汤　　　　　B. 大承气汤　　　　　　　　C. 润肠汤
D. 白虎汤　　　　　　　E. 黄连解毒汤
【正确答案】A
【易错答案】B
【答案分析】内疏黄连汤治疮疡热毒炽盛，肿硬木闷，根盘深大，皮色不变，呕哕烦热，大便秘结，脉象沉实者。大承气汤功效峻下热结。主治：①阳明腑实证；②热结旁流；③里热实证之热厥、痉病或发狂等。

9. 下列选项不是外科清热利湿代表方的是（　　）
A. 二妙丸　　　　　　　B. 豨莶丸　　　　　　　　　C. 五神汤
D. 萆薢渗湿汤　　　　　E. 龙胆泻肝汤
【正确答案】B　　　　　【易错答案】A
【答案分析】二妙丸可以清热利湿，用于湿热下注，足膝红肿热痛，下肢丹毒，白带，阴囊

湿痒。而豨莶丸可以祛风湿，利关节，解毒。用于风湿痹痛，筋骨无力，腰膝酸软，四肢麻痹，半身不遂，风疹湿疮，没有清热的作用。

10．皮肤病中皮损表现为结节、赘生物、肿块、毛细血管扩张、紫癜、肥厚者，治宜（   ）
A．清热法　　　　　　　　B．温通法　　　　　　　　C．祛痰法
D．行气法　　　　　　　　E．和营法
【正确答案】E　　　　　　【易错答案】A
【答案分析】和营法适应证是凡经络阻隔，瘀血凝滞，肿疡或溃后肿硬疼痛不减，结块色红较淡或不红或青紫者。

11．溃后脓水稀少，坚肿不消，伴精神不振，面色无华，脉数无力，治宜（   ）
A．内托法　　　　　　　　B．补法　　　　　　　　　C．透脓法
D．养胃法　　　　　　　　E．补托法
【正确答案】E　　　　　　【易错答案】A
【答案分析】托法是用补益气血的药物，扶助正气，托毒外出，以免毒邪扩散和内陷的治疗法则。托法适用于外疡中期，即成脓期，此时热毒已腐肉成脓，由于一时疮口不能溃破，人体正气虚弱无法托毒外出，均会导致脓毒滞留。治疗上应根据病人体质强弱和邪毒盛衰状况，分为补托和透托两种方法。补托法用于正虚毒盛，不能托毒外达，疮形平塌，根脚散漫不收，难溃难腐的虚证；透托法用于虽正气未衰而毒邪炽盛者，可用透脓的药物，促其早日脓出毒泄，肿消痛减，以免脓毒旁窜深溃。

12．关于运用消托补内治法则，下列选项错误的是（   ）
A．外科疾病外治法都应遵循消、托、补三大原则
B．消法是包括解表、通里、清热、祛痰、行气活血等多种方法的治疗原则
C．托法中用黄芪主要是透脓而不是用来补气
D．托法具有扶正和祛邪的作用
E．补法可用于多种各期虚衰患者
【正确答案】C　　　　　　【易错答案】A
【答案分析】方中生黄芪益气托毒，鼓动血行，为疮家圣药，生用能益气托毒，炙用则能补元气而无托毒之力，且有助火益毒之弊，故本方黄芪必须生用、重用。

13．下列外科清热法的适应证中选项错误的是（   ）
A．红肿热痛的阳证，如颈痈，流注
B．焮红灼热的外科病，如烂疔、丹毒
C．阴虚火旺的流痰虚热不退
D．热毒内传的走黄、内陷
E．流痰初起骨骼隐痛，漫肿不显著者
【正确答案】E　　　　　　【易错答案】D

【答案分析】流痰初起骨骼隐痛，漫肿不显著者宜用温通法。

（二）多选题

1.以下治法中，同属于"消法"的有（　　　）

A. 清热　　　　　　　B. 通里　　　　　　　C. 养胃

D. 和营　　　　　　　E. 内托

【正确答案】ABD　　　　　【易错答案】C、E

【答案分析】消法包括解表、通里、清热、温通、祛痰、理湿、行气、和营。

2.关于消、托、补三法，下列说法正确的有（　　　）

A. 消法适用于疮疡早期

B. 透托法适用于疮疡中期，正气已虚

C. 仙方活命饮是补法代表方

D. 托里消毒饮为补托代表方

E. 乳痈初起红肿热痛，可用五味消毒饮

【正确答案】ADE　　　　　【易错答案】B、C

【答案分析】仙方活命饮是"消法"代表方，"消法"适用于疮疡早期，乳痈初起红肿热痛，可用五味消毒饮。

3.外科运用补法的适应证是（　　　）

A. 精神衰疲　　　　　　B. 元气虚弱　　　　　　C. 脓水清稀

D. 坚肿不消　　　　　　E. 疮口难敛

【正确答案】ABCDE　　　　【易错答案】易漏选。

【答案分析】外科运用补法的适应证是精神衰疲、元气虚弱、脓水清稀、坚肿不消、疮口难敛。

（三）简答题

1.何为"消法"？包括哪些具体治法？并请列举一首代表方剂。

【正确答案】"消法"是促使初起的肿疡得以消散的治疗方法，是一切肿疡初起的治法总则，此法适用于没有成脓的初期肿疡。具体应用包括解表、清热、通里、温通、祛痰、理湿、行气、和营化瘀等治法，如仙方活命饮。

【易错答案】与托法相互混淆。

【答案分析】托法是用补益气血和透脓的药物，扶助正气、托毒外出，以免毒邪扩散和内陷的治疗法则。适用于疮疡中期已成脓者，分为补托和透托两种方法。补托法代表方为托里消毒散（温阳托毒方、神功内托散）。

2.何谓通里法？临床上使用通里法应注意什么？

【正确答案】通里法是用泻下的药物，使蓄积在脏腑内部的毒邪，得以疏通排出，从而达到除积导滞、逐瘀散结、泻热定痛、邪去毒消的目的。外科通里法常用的为攻下（寒下）和润下两法。

攻下法适用于表证已罢，热毒入腑，内结不散的实证、热证。如外科疾病局部焮红肿胀。

【易错答案】要点回答不全面。

【答案分析】注意运用通里攻下法时，必须严格掌握适应证，年老体衰、妇女妊娠或月经期更宜慎用。使用时应中病即止，不宜过量，否则会损耗正气，尤其在化脓阶段，过下之后，正气一虚，则脓腐难透，疮势不能起发，反使病情恶化。且若用之不当，能损伤肠胃，耗伤正气，易使毒邪内陷。

第二节 外治法

◎ **重点** ◎

外用药物疗法的辨证施治特点

◎ **难点** ◎

中医外科常用的手术治疗方法；外科其他外治方法

常见试题

（一）单选题

1. 关于外治法，下列说法错误的是（　　）

　A. 酊剂禁用于糜烂渗液者

　B. 火针可用于各种疣的治疗

　C. 冲和膏适用于不属于典型的阴证或阳证的肿疡

　D. 外治之理，即内治之理

　E. 洗剂是水粉混合形成的药剂，可用于深在性皮肤病

　【正确答案】E　　　　　【易错答案】C

　【答案分析】洗剂是按照组方原则，将各种不同的药物先研成细末，然后与水溶液混合在一起而成，一般用于急性、过敏性皮肤病，如酒齄和粉刺等。

2. 溃疡脓出不畅，有少量袋脓者，首选（　　）

　A. 内服清热解毒药　　　　B. 扩创法　　　　　　C. 垫棉法

　D. 飞针法　　　　　　　　E. 大剂量抗生素

　【正确答案】C　　　　　【易错答案】B

　【答案分析】垫棉法适用于溃疡脓出不畅有袋脓，或疮孔窦道形成而脓水不易排尽，或溃疡脓腐已尽，新肉已生，但皮肉一时不能黏合者。扩创法适用于有头疽、痈溃后有袋脓，瘰疬溃后形成空腔或脂瘤染毒化脓。

3. 下列关于刀晕的处理，错误的是（　　）
  A. 刀晕轻症，只要扶持病人安静卧床，室温保暖即可
  B. 头位稍低，安静卧床
  C. 给饮开水或糖水
  D. 灸百会、人中或刺合谷、少商等穴救治
  E. 应迅速做完手术，进行急救
  【正确答案】E　　　　　【易错答案】C
  【答案分析】刀晕之后应停止原治疗，严重者进行抢救。

4. 外治法一般可分为（　　）
  A. 膏药法、提脓法、生肌法
  B. 敷药法、洗涤法、手术法
  C. 药物疗法、手术疗法、其他疗法
  D. 膏药法、箍围法、掺药法
  E. 围敷、腐蚀、生肌
  【正确答案】C　　　　　【易错答案】E
  【答案分析】外治法一般可分为药物疗法、手术疗法、其他疗法。膏药法、箍围法、掺药法属于药物疗法。

5. 阳证肿疡外敷首选油膏是（　　）
  A. 冲和膏　　　　　　　B. 金黄膏　　　　　　　C. 白玉膏
  D. 阳和解凝膏　　　　　E. 青黛膏
  【正确答案】B　　　　　【易错答案】D
  【答案分析】阳证肿疡外敷首选油膏是金黄膏，阴证肿疡外敷首选药物是阳和解凝膏。

6. 疮疡的半阴半阳证，外用药物宜选用（　　）
  A. 冲和膏　　　　　　　B. 太乙膏　　　　　　　C. 阳和解凝膏
  D. 咬头膏　　　　　　　E. 金黄膏
  【正确答案】A　　　　　【易错答案】C
  【答案分析】冲和膏适用于疮疡的半阴半阳证，阳和解凝膏适用于疮疡的阴证

7. 太乙膏的功效是（　　）
  A. 清热消肿，散瘀化痰　B. 活血祛腐，解毒止痛　C. 消肿止痛，提脓祛腐
  D. 消肿清火，解毒生肌　E. 温经和阳，祛风散寒
  【正确答案】D　　　　　【易错答案】E
  【答案分析】太乙膏消肿清火，解毒生肌；阳和解凝膏温经和阳，祛风散寒。

8. 阴证疮疡外敷药物宜首选（　　）
  A. 冲和膏　　　　　　　B. 阳和解凝膏　　　　　C. 太乙膏

D. 疯油膏　　　　　　　　　E. 金黄膏

【正确答案】B　　　　　　【易错答案】C

【答案分析】阳和解凝膏用于脾肾阳虚、痰瘀互结所致的阴疽、瘰疬未溃、寒湿痹痛；太乙膏消肿清火，解毒生肌，适用于一切疮疡已溃或未溃者。

9. 溃疡创面较大，腐肉未脱，肿势已消，宜用（　　）

A. 冲和膏　　　　　B. 金黄膏　　　　　C. 太乙膏

D. 红油膏　　　　　E. 阳和解凝膏

【正确答案】D　　　　　　【易错答案】E

【答案分析】阳和解凝膏可温阳化湿，消肿散结。用于脾肾阳虚、痰瘀互结所致的阴疽、瘰疬未溃、寒湿痹痛，是阴证肿疡外敷的首选药物。红油膏用于溃疡创面较大，腐肉未脱，肿势已消。

10. 阳证肿疡初起而肿势局限者，选用下列掺药最合适的是（　　）

A. 红灵丹　　　　　B. 桂麝散　　　　　C. 小升丹

D. 白降丹　　　　　E. 八宝丹

【正确答案】A　　　　　　【易错答案】D

【答案分析】红灵丹可治一切痈疽疔毒，阴阳疮疖，痰核痰疱，以及蜂蝎虫咬，初起未陷；白降丹，祛腐排脓。用于阳证疮疡荔及瘰疬荔形成瘘管，久不收口。

11. 溃疡腐肉已脱，脓水将尽时，宜使用下列掺药的是（　　）

A. 九一丹　　　　　B. 阴毒内消散　　　C. 白降丹

D. 生肌散　　　　　E. 青黛散

【正确答案】D　　　　　　【易错答案】C

【答案分析】生肌散主要用于疮疖久溃、肌肉不生、久不收口等病症；白降丹，祛腐排脓，用于阳证疮疡荔及瘰疬荔形成瘘管，久不收口，溃疡腐肉已脱，脓水将尽时。

12. 对升丹过敏的患者，溃疡提脓祛腐时宜用（　　）

A. 千金散　　　　　B. 八宝丹　　　　　C. 平胬丹

D. 青黛散　　　　　E. 黑虎丹

【正确答案】E　　　　　　【易错答案】C

【答案分析】对升丹过敏的患者，溃疡提脓祛腐时宜用黑虎丹，平胬丹属于腐蚀药与平胬药。

13. 下列切开法的注意事项中，错误的是（　　）

A. 在关节部位，宜谨慎开刀，切口应越过关节

B. 血瘤、岩肿不宜切开

C. 病人体弱应先内服调补药，然后开刀

D. 面部疔疮，尤其是口鼻部位，应忌早期开刀

E. 进刀时，刀头要求向上挑取，宜向下割划

【正确答案】A　　　　　　【易错答案】C

【答案分析】切开法的注意事项在关节部位，宜谨慎开刀以免损伤关节，导致关节不利或大出血，切口应避免越过关节，以免后期瘢痕形成影响关节功能。血瘤、岩肿不宜切开；病人体弱应先内服调补药，然后开刀；面部疔疮，尤其是口鼻部位，应忌早期开刀；进刀时，刀头要求向上挑取，宜向下割划。

（二）多选题

外科最原始的治疗方法包括（　　　）
A. 草药包扎伤口　　B. 拔去体内异物　　C. 砭针切开排脓
D. 压迫伤口止血　　E. 烫烙病变部位

【正确答案】ABD　　　　　　【易错答案】C、E
【答案分析】外科最原始的治疗方法包括草药包扎伤口、拔去体内异物、压迫伤口止血。

（三）名词解释

1. 箍围药

【正确答案】箍围药古称敷贴，它是借药粉具有箍集围聚、收束疮毒的作用，从而促使肿疡轻的可以消散；即使毒已结聚，也能促使疮形缩小，趋于局限，早日成脓和破溃；破溃后，余肿未消者，也可用它来消肿，截其余毒。凡外疡不论初起、成脓及溃后，肿势散漫不聚，而无集中之硬块者，均可使用。

【易错答案】具有保护作用的药。

【答案分析】凡外疡不论初起、成脓及溃后，肿势散漫不聚，而无集中之硬块者，均可使用本法。调制液体多种多样，临床应根据疾病的性质与阶段不同，正确选择使用。敷贴法用于外疡初起时，宜敷满整个病变部位。若毒已结聚，或溃后余肿未消，宜敷于患处四周，不要完全涂布。敷贴应超过肿势范围。

2. 酊剂

【正确答案】酊剂：各种不同的药物，浸泡于酒精（乙醇）溶液内，最后倾取其药液，即为酊剂。

【易错答案】有腐蚀作用的药物。

【答案分析】把生药浸在酒精里或化学药物溶解在酒精里而成的药剂，如颠茄酊、橙皮酊、碘酊等，简称酊。酊剂制备简单，易于保存。但溶剂中含有较多乙醇，因此临床应用有一定的局限性，儿童、孕妇、心脏病及高血压患者等不宜内服使用。

（四）简答题

1. 何谓膏药？其总的作用有哪些？

【正确答案】膏药古代称薄贴，现称硬膏。膏药是按配方用若干药物浸于植物油中煎熬，去渣存油，加入黄丹再煎后凝结而成的制剂。目前通过剂型改革，有些已制成胶布型膏药。膏药总的作用是因其富有黏性，能固定患部，使患部减少活动；对肿疡起到消肿定痛作用。

【易错答案】要点回答不全面。

【答案分析】用植物油或动物油加药熬成胶状物质，涂在布、纸或皮的一面，可以较长时间地贴在患处，主要用来治疗疮疖、消肿痛等。

2. 切开法的注意事项是什么？

【正确答案】在关节和筋脉的部位宜谨慎开刀，以免损伤筋脉，致使关节不利，或大出血；如患者过于体弱，切开时应注意体位并作好充分准备，以防晕厥；凡颜面疔疮，尤其在鼻唇部位，忌早期切开，以免疔毒走散，并发走黄危证。切开后，由脓自流，切忌用力挤压，以免感染。

【易错答案】要点回答不全面。

【答案分析】应注意体弱患者关节部、颜面部的切开。

3. 提脓祛腐药的适应证是什么？如何正确使用？应用时须注意什么？

【正确答案】提脓祛腐药的适应证是：凡溃疡初期，脓栓未溶，腐肉未脱，或脓水不净，新肉未生的阶段，均宜使用。在具体使用时，除部分溃疡使用纯品外，大都用本品的稀释品。用稀释品的目的，主要是为了避免丹药对疮口的刺激，常用熟石膏来掺和本品进行稀释，因为熟石膏具有生肌敛疮的作用，恰好与升丹的提脓祛腐作用相反，以之监束升丹，以免升丹对正常组织产生腐蚀作用。常用的如九一丹（九分熟石膏、一分小升丹）、八二丹、七三丹、五五丹（对丹）等。在腐肉已脱，脓水已少的情况下，升丹用量更宜减少。若疮口大者，可掺于疮口上。疮口小者，可黏附于药线上插入，还可掺入膏药及油膏内盖贴。对升丹过敏者，可用黑虎丹。注意事项：升丹属有毒刺激药品。凡对升丹过敏者应禁用；对大面积疮面，应慎用，以防过多的吸收而发生汞中毒。凡见不明原因的高热、乏力、口有金属味等汞中毒症状时，应立即停用。若病变在眼部、唇部附近者，宜慎用，以免强烈的腐蚀有损容貌。此外，升丹放置陈久使用，可使药性缓和而减轻疼痛。升丹为汞制剂。宜用黑瓶贮藏，以免氧化变质。

【易错答案】要点回答不全面。

【答案分析】《薛己医案》云："大凡痈疽溃后，腐肉凝滞必取之，乃推陈致新之意。"至清朝《医宗金鉴》更确切地指出："腐者，坏肉也。诸书云：腐不去则新肉不生……盖去腐之药，乃疡科之要药也。"若脓水不能外出，则攻蚀越深，腐肉不去则新肉难生，不仅增加患者的痛苦，并影响疮口的愈合，甚至造成病情变化而危及生命。

（五）论述题

挂线疗法的治疗机制是什么？有何优缺点？

【正确答案】（1）治疗机制：①线的异物刺激作用：可引起括约肌周围产生炎性反应，而使局部纤维化，将肌肉断端粘连固定。②线的慢性切割作用：可使局部组织边分离、边生长修复。当肌肉缓慢分离后，由于获得了与周围组织附着固定支点，所以断端的距离小，创面疤痕小，只有轻度功能障碍，不会像一次切开括约肌那样，因括约肌回缩，造成断端大距离的缺口，引起肛门失禁。③引流作用：创面得到牢固、充分的引流，持续7~14天（纤维化形成），从而有利于创面的修复和炎症的消散。④标志作用：标明内外口及瘘管的关系，为分期处理肛瘘提供条件。

（2）优缺点：①优点：既治愈肛瘘又不损伤肛门功能。②缺点：疼痛剧烈。

【易错答案】要点回答不全面。

【答案分析】挂线疗法是一种在肛瘘的内口和外口之间挂线（橡皮筋或有腐蚀性的药线），利用其机械性压迫作用，经过几周到几个月，逐渐切开肛瘘的方法。该手术是治疗高位肛瘘的常用方法，虽然切断了肛门括约肌，但由于结扎造成炎症反应，两断端已与周围组织发生粘连，减少了肛门回缩和分开的程度，降低因肛门括约肌被断开而发生肛门失禁的概率。

下篇 各论

第六章 疮 疡

◎ **重点** ◎

1. 疮疡的概念、辨证
2. 疮疡的治法

◎ **难点** ◎

疮疡的治法

常见试题

（一）单选题

1. 下列药物为提脓祛腐药的是（　　）

A. 九一丹　　　　　B. 红灵丹　　　　　C. 八宝丹

D. 白降丹　　　　　E. 外用紫金锭

【正确答案】A　　　　【易错答案】C

【答案分析】红灵丹的功效是活血止痛，消坚化痰；八宝丹的功效是生肌收口；白降丹的功效是腐蚀、平胬；外用紫金锭功效是消肿解毒。

2. 下列症状属于阴证表现的是（　　）

A. 高肿突起　　　　　B. 根盘收束　　　　　C. 坚硬如石或柔软如棉

D. 有脓，脓质稠厚　　E. 肉芽红活润泽

【正确答案】C　　　　【易错答案】D

【答案分析】阳证肿块硬度软硬适中，阴证则坚硬如石或柔软如棉；阳证脓质稠厚，阴证脓质稀薄；阳证高肿突起，阴证平塌下陷；阳证根盘收束，阴证根盘散漫。

3. 关于疮疡，下列说法错误的是（　　）

A. 疖的特点是易脓、易溃、易敛

B. 疖范围多小于 3 cm

C. 疔发病迅速，易走黄

D. 疫疔相当于西医学的气性坏疽

E. 流注是发于肌肉深部的急性化脓性疾病

【正确答案】D 　　　　【易错答案】C

【答案分析】疫疔相当于西医学的皮肤炭疽。

4. 疮疡溃脓说明（　　）

A. 气血旺盛　　　　B. 正盛毒泄　　　　C. 溃疡形成

D. 顺证　　　　　　E. 病愈

【正确答案】B 　　　　【易错答案】A

【答案分析】疮疡成脓期若正气旺盛，聚毒出脓，可使脓肿自溃脓毒外泄，使溃疡腐脱新生而愈。

5. 疮疡溃后脓水已净，疮口不敛者宜选用（　　）

A. 青黛油膏　　　　B. 生肌玉红膏　　　　C. 生肌白玉膏

D. 红油膏　　　　　E. 玉露膏

【正确答案】C 　　　　【易错答案】B

【答案分析】疮疡后期疮面脓液已尽，腐肉已脱，则宜生肌长肉，敛疮收口。面积较大，创面较深的阳证、阴证、半阴半阳证脓水已净，疮口不敛者需施用生肌类药物，常用者有八宝丹，生肌散，生肌白玉膏等。

6. 发生三陷证的主要原因是（　　）

A. 正实　　　　　　B. 正虚　　　　　　C. 邪盛

D. 邪衰　　　　　　E. 正实邪盛

【正确答案】B 　　　　【易错答案】C

【答案分析】火陷多因阴液亏损、火毒炽盛所致。干陷多因气血两亏，不能酿脓，故毒不得外托，局部腐脓不透，疮口中央糜烂，脓少而薄，疮色灰暗，疮顶平塌。虚陷多见于收口期，因气血两伤，或脾肾阳衰，故腐肉虽脱，而脓水稀薄，新肉不生，疮口经久虽敛，疮面不知疼痛。

（二）多选题

疮疡溃后逆证的表现是（　　）

A. 溃后皮烂肉坚　　　B. 脓水清稀　　　　C. 时流血水

D. 疼痛剧烈　　　　　E. 疮口难敛

【正确答案】ABCE 　　　【易错答案】D

【答案分析】阳证疮疡表现为初起疮顶平塌，根脚散漫，不痛不热；脓成疮顶软陷，肿硬紫暗，不脓不腐；阴证疮疡表现为溃后皮烂肉坚无脓，时流血水，肿痛不减；收口期脓稀淋漓，新肉不生，色败臭秽，疮口难敛。

（三）名词解释

1. 消法

【正确答案】消法是针对病因所采取的，使初起未成脓的肿疡得以消散的一种内治大法。

【易错答案】回答不全面。

【答案分析】疮疡初期尚未成脓时，邪毒壅结，以祛邪为主，用消散的药物使肿疡得以消散吸收，宜用消法。

2. 托法

【正确答案】托法是外疡成脓期（中期）用补益气血和透脓托毒的药物，扶助正气，托毒外出，以免毒邪内陷的一种内治大法。

【易错答案】回答不全面。

【答案分析】疮疡中期脓成不溃或脓出不畅，应以扶正祛邪并重，宜用托法，用补益气血、透脓托毒的药物，扶助正气，透邪托毒，以免毒邪内传。

3. 补法

【正确答案】补法是外疡的收口期用补养的药物，恢复正气，助养新生，使疮口早日愈合的一种内治大法。

【易错答案】回答不全面。

【答案分析】疮疡后期正气虚弱，宜用补法，用扶正药物，使体内气血充足，恢复人体正气，助养新肉生长，使疮口早日愈合。

4. 疮疡

【正确答案】广义上是一切体表外科疾患的总称；狭义是指发于体表的化脓性疾病。

【易错答案】回答不全面，不能从广义和狭义两个方面回答。

【答案分析】疮疡广义地说，是一切体表外科疾病的总称；狭义地说，是指感染因素引起的体表化脓性疾病。

第一节 疖

◎ **重点** ◎

1. 疖和疖病的定义、特点
2. 病因病机

◎ **难点** ◎

疖病的病因病机

常见试题

（一）单选题

1. 疖几个到几十个，反复发作，缠绵不愈，称（　　）

A. 毛囊炎   B. 有头疖   C. 无头疖
D. 疖病   E. 蝼蛄疖

【正确答案】D   【易错答案】B

【答案分析】疖病多见于青壮年男性，好发于项后发际、背部、臀部，临床常见两种类型，一种是在一定的部位，即在原发疖肿处或附近继续衍生几个到几十个，反复发作，缠绵不休，经年不愈，状如星状罗布。一种是在身体各处散发疖肿，几个到几十个，一处将愈，他处复发，或间隔周余、月余再发。

2. 蝼蛄疖的发病部位是（ ）
A. 面部   B. 背部   C. 臀部
D. 头部   E. 外阴部

【正确答案】D   【易错答案】A

【答案分析】蝼蛄疖多发于儿童头部，一种是坚硬型，疮形肿势虽小，但根脚坚硬，溃破出脓而坚硬不退，疮口愈合后还会复发，常一处未愈，他处又生；一种是多发型，疮大如梅李，相连三五枚，溃破脓出，不易愈合，日久头皮串空，如蝼蛄串穴之状。

3. 疖的临床特征是（ ）
A. 红肿热痛，突起根深，范围大
B. 红肿热痛，突起根浅，范围小
C. 红肿热痛，稍高起皮肤，迅速扩散成片
D. 红肿热痛，范围大，中央有多个脓头
E. 皮肤红斑，灼热疼痛，有多个脓头

【正确答案】B   【易错答案】A

【答案分析】疖的临床表现为局部皮肤红肿热痛，根脚很浅，范围局限，直径多在3cm左右，可伴有口渴、发热、便秘等症状。

4. 暑热浸淫证疖肿内治方剂宜用（ ）
A. 黄连解毒汤   B. 五味消毒饮   C. 清暑汤
D. 防风通圣散   E. 萆薢渗湿汤

【正确答案】C   【易错答案】B

【答案分析】暑热浸淫证治宜清暑化湿解毒，故选用清暑汤。五味消毒饮清热解毒，适用于热毒蕴结证疖肿。

5. 下列属于无头疖的特点是（ ）
A. 皮肤上有一红色结块，范围约3cm，无脓头
B. 红色结块，范围约3cm大小，灼热疼痛，突起根浅，中心有一脓头
C. 多发于儿童头部
D. 不易成脓，易溃、易敛

E. 不易溃烂、不宜收敛

【正确答案】A　　　　【易错答案】B

【答案分析】无头疖是指疖初起无头者，软疖初起结块无头而红肿疼痛，肿势高突，3～5天成脓，化脓时软而波动，有恶寒、发热等全身症状。

(二) 多选题

1. 疖的临床特点是（　　）

A. 红肿漫延成片，范围广泛　　B. 色红灼热、疼痛　　C. 突起根浅，肿势局限
D. 范围多在3 cm左右　　E. 范围大于3 cm

【正确答案】BCD　　　　【易错答案】A、E

【答案分析】疖的临床特点是肿势局限，范围多在3 cm左右，突起根浅，色红、灼热、疼痛，易脓、易溃、易敛。

2. 疖病好发于（　　）

A. 颜面　　B. 项后　　C. 背
D. 臀　　E. 四肢

【正确答案】BCD　　　　【易错答案】A、E

【答案分析】疖病好发于项后发际、背部、臀部，多见于20~40岁的中年男性。

(三) 名词解释

1. 疖

【正确答案】疖是一种生于肌肤浅表部位，以局部红、肿、热、痛，突起根浅，肿势局限，脓出即愈为主要表现的急性化脓性疾病。

【易错答案】疖是一种急性化脓性疾病。

【答案分析】回答不全面。

2. 蝼蛄疖

【正确答案】蝼蛄疖是一种多发于儿童头部，未破如蛐蛐拱头，已破如蝼蛄串穴的疖。

【易错答案】蝼蛄疖是一种发于儿童头部的疖。

【答案分析】回答不全面。

(四) 简答题

疖内治怎样辨证论治？

【正确答案】①热毒蕴结证，治宜清热解毒，方用五味消毒饮加减；②暑热浸淫证，治宜清暑化湿解毒，方用清暑汤加减；③体虚毒恋证，治宜养阴清热解毒，方用防风通圣散加减。

【易错答案】证型回答遗漏。

【答案分析】疖病内治以清热解毒为基本原则，临床根据具体发病季节、部位的不同以及患者体质差异而施治，发生于夏秋季节者，宜清暑解毒化湿；体虚毒恋者，宜扶正解毒，需兼养阴清热或健脾和胃。

第二节 疔

◎ **重点** ◎

颜面部疔疮、手足部疔疮、红丝疔的病因病机、辨证论治特点

◎ **难点** ◎

颜面部疔疮、手足部疔疮、红丝疔的病因病机、辨证论治特点

常见试题

（一）单选题

1. 最易合并走黄的疮疡是（　　）
A. 有头疽　　　　　　B. 手足疔疮　　　　　　C. 发
D. 内痈　　　　　　　E. 颜面疔疮
【正确答案】E　　　　【易错答案】B
【答案分析】发生于颜面部的疔疮最易走黄而导致生命危险，发生于手足的疔疮更易损伤筋骨而影响功能。

2. 下面关于疔，说法错误的是（　　）
A. 颜面部疔疮最易走黄
B. 颜面部疔疮忌早期切开挤脓
C. 红丝疔相当于西医的急性淋巴管炎
D. 烂疔相当于西医的皮肤炭疽
【正确答案】D　　　　【易错答案】C
【答案分析】颜面部疔疮切开引流必须脓熟之时施用，切忌早用，烂疔相当于西医的梭状芽孢菌性肌坏死，即气性坏疽。

3. 疫疔相当于西医的（　　）
A. 淋巴管炎　　　　　B. 皮肤脓肿　　　　　　C. 毛囊炎
D. 气性坏疽　　　　　E. 皮肤炭疽
【正确答案】E　　　　【易错答案】C
【答案分析】疫疔是接触疫畜之毒侵于皮肉而生者，具有传染性，其状如疔，故名疫疔，又以其疮形如脐凹陷而名鱼脐疔，相当于西医学的皮肤炭疽。

4. 皮肤急性淋巴管炎相当于中医的（　　）
A. 类丹毒　　　　　　B. 疖　　　　　　　　　C. 疔
D. 红丝疔　　　　　　E. 痈
【正确答案】D　　　　【易错答案】E

【答案分析】红丝疔是发于四肢，以病变前臂或小腿内侧皮肤呈红丝显露，迅速向上走窜，伴全身不适，甚至出现走黄为特征的急性感染性疾病，相当于西医学的急性淋巴管炎，痈相当于西医学的皮肤浅表脓肿、急性化脓性淋巴结炎等。

5. 托盘疔发生于（　　）

　　A. 指端　　　　　　　　B. 指甲缘　　　　　　　　C. 手指螺纹

　　D. 手指关节　　　　　　E. 手掌中心

【正确答案】E　　　　　　【易错答案】D

【答案分析】疔疮生于指端的名蛇头疔；生于指甲缘的名蛇眼疔；生于手指螺纹的名螺疔；生于手掌心的名托盘疔。

6. 红丝疔好发于（　　）

　　A. 前臂外侧　　　　　　B. 小腿外侧　　　　　　　C. 小腿内侧

　　D. 颈部两旁　　　　　　E. 足背

【正确答案】C　　　　　　【易错答案】B

【答案分析】红丝疔是发生于四肢，以病变前臂或小腿内侧皮肤呈红丝显露，迅速向上走窜，伴全身不适，甚至出现走黄为特征的急性传染性疾病。

7. 疫疔的疮形特点（　　）

　　A. 如脐凹陷

　　B. 疮大如梅李，相连三五枚

　　C. 疮口如蜂窝状

　　D. 颜色黑，凹形如碟，容易腐烂

　　E. 坚硬根深，如钉丁之状

【正确答案】A　　　　　　【易错答案】B

【答案分析】疫疔是接触疫畜之毒侵于皮肉而生者，具有传染性，其状如疔，故名疫疔，又以其疮形如脐凹陷而名鱼脐疔，相当于西医的皮肤炭疽。

8. 手指末节呈蛇头状，肿胀、疼痛剧烈者为（　　）

　　A. 沿爪疔　　　　　　　B. 蛇头疔　　　　　　　　C. 烂疔

　　D. 疫疔　　　　　　　　E. 蛇肚疔

【正确答案】B　　　　　　【易错答案】E

【答案分析】生在指头顶端，肿胀形如蛇头者，叫蛇头疔，初起指端麻痒而痛，继而刺痛，灼热肿胀；中期红肿显著，肿胀呈蛇头状，疼痛剧烈，患肢下垂时疼痛更甚，局部触痛明显，约10天左右成脓，此时多阵阵啄痛不休，并因剧痛影响饮食和睡眠。

（二）多选题

下列选项是颜面疔疮的典型疮形表现的有（　　）

　　A. 红肿热痛　　　　　　B. 疮形如粟　　　　　　　C. 坚硬根深

D. 如钉丁之 E. 发热

【正确答案】BCD 【易错答案】A、E

【答案分析】颜面疔疮，是指发生在颜面部的急性化脓性疾病。相当于颜面部疖、痈。其特征是疮形如粟，坚硬根深，状如钉丁之状。

（三）名词解释

1. 疔疮

【正确答案】疔是一种发病迅速而危险性较大的急性化脓性疾病及部分特异性感染性疾病。

【易错答案】急性化脓性疾病。

【答案分析】局部表现为红、肿、热、痛，呈小结节，并可逐渐增大，呈锥形隆起。继而中央变软，出现白色小脓栓。颜面部疔疮是指发生在颜面部的急性化脓性疾病。相当于颜面部疖、痈。其特征是疮形如粟，坚硬根深，状如钉丁之状。该病病情变化迅速，易成走黄危证。

2. 烂疔

【正确答案】烂疔是指一种发于肌肉之间、极易腐烂、发展急剧的急性感染性疾病。

【易错答案】急性感染性疾病。

【答案分析】烂疔是一种发于皮肉之间，易于腐烂，病势凶险的急性传染性疾病。本病多见于农民和士兵，发病者有手足等部位的创伤和泥土等脏物接触史，发病急骤，皮肉腐败，腐烂卸脱，容易合并走黄，危及生命。相当于西医的气性坏疽。

（四）简答题

手足部疔疮怎样辨证论治？

【正确答案】①火毒凝结证，治宜清热解毒，方用五味消毒饮、黄连解毒汤加减；②热胜肉腐证，治宜清热透脓托毒，方用五味消毒饮、黄连解毒汤加皂角刺、炙山甲等；③湿热下注证，治宜清热解毒利湿，方用五神汤合萆薢渗湿汤加减

【易错答案】证型回答不全。

【答案分析】手足部疔疮以清热解毒为主，临症根据发病部位不同及病变发展不同阶段特征，施治应有所侧重，如发生于下肢者应注重清热利湿。一般而言，早起慎用辛温发散之品；中期注重托毒透脓；后期注重清解余毒、壮骨荣筋、补益气血。

第三节 痈

◎ 重点 ◎

1. 颈痈、腋痈、胯腹痈、委中毒、脐痈的定义和特点
2. 痈的病因病机、诊断要点

◎ 难点 ◎

1. 颈痈、腋痈、胯腹痈、委中毒、脐痈的定义和特点

2. 痈的病因病机、诊断要点

常见试题

（一）单选题

1. 下面不属于发的是（ ）
   A. 锁喉痈   B. 臀痈   C. 手发背
   D. 委中毒   E. 足发背
   【正确答案】D   【易错答案】A
   【答案分析】发包括锁喉痈、臀痈、手发背、足发背，委中毒属于痈的范畴。

2. 发于皮肉之间的急性化脓性疾患，局部红肿热痛，范围约在6～9cm左右。应诊断为（ ）
   A. 疖   B. 有头疽   C. 疔
   D. 附骨疽   E. 痈
   【正确答案】E   【易错答案】A
   【答案分析】疖多发生于肌肤浅表部位，以局部红肿热痛突起根浅，肿势局限，直径多约在3cm的急性化脓性疾病，痈发生于体表皮肉之间，局部光软无头，红肿疼痛，结块范围多约在6~9cm，是一种急性化脓性疾病。

3. 颈痈初起治疗宜选用（ ）
   A. 五味消毒饮   B. 黄连解毒汤   C. 仙方活命饮
   D. 牛蒡解肌汤   E. 普济消毒饮
   【正确答案】D   【易错答案】E
   【答案分析】颈痈初起属风热痰毒证，治宜散风清热，化痰消肿，方用牛蒡解肌汤或银翘散加减。

4. 关于颈痈，下列说法错误的是（ ）
   A. 相当于西医的急性化脓性淋巴结炎
   B. 该病常易肿、易脓、易溃
   C. 脓成时，腮腺管开口可有脓液溢出
   D. 初起可外用金黄散
   【正确答案】C   【易错答案】B
   【答案分析】临床特点为初起在上颌第二白齿相对的颊黏膜腮腺导管开口处有黏稠的分泌物溢出，脓成后能挤出浑浊黄稠脓性分泌物的是急性化脓性腮腺炎，即中医的发颐。

5. 除（ ）外，一般痈证均由风热夹痰或湿热蕴阻所致。
   A. 颈痈   B 锁喉痈   C 脐痈
   D. 乳痈   E. 臀痈

【正确答案】D　　　　　　【易错答案】A

【答案分析】乳痈形成的主要原因是肝气郁结，胃热壅滞，故选D。

（二）多选题

1. 颈痈肿块坚硬未溃者，方用牛蒡解肌汤加（　　）

A. 丹参　　　　　　B. 赤芍　　　　　　C. 皂角刺

D. 瓜蒌仁　　　　　E. 生山栀

【正确答案】ABC　　　　　【易错答案】D、E

【答案分析】丹毒内治方用牛蒡解肌汤或银翘散加减，肿块坚硬者加丹参、赤芍、皂角刺。

2. 颈痈的常见病机为（　　）

A. 外感风温风热，夹痰蕴结少阳阳明之络

B. 情志内伤，气郁化火

C. 肝胃火毒上攻，夹痰凝结而成

D. 恣食膏粱厚味，湿热火毒内生

E. 外伤染毒

【正确答案】ABC　　　　　【易错答案】D、E

【答案分析】本病的发生多由外感风温、风热之邪，内伤情志，气郁化火，以致外邪内热夹痰蕴结于少阳、阳明经络，气血凝滞，热胜肉腐而成。

（三）名词解释

痈

【正确答案】痈是气血为毒邪壅塞而不通之意，是一种发生于体表皮肉之间的急性化脓性疾病。

【易错答案】一种发生于体表皮肉之间的急性化脓性疾病

【答案分析】回答不全面。

第四节　发

◎ **重点** ◎

1. 发的定义和特点

2. 不同部位发的证治特点

◎ **难点** ◎

不同部位发的证治特点

常见试题

（一）单选题

1. 下面不属于痈的是（ ）
A. 颈痈   B. 腋痈   C. 脐痈
D. 委中毒   E. 臀痈
【正确答案】E   【易错答案】D
【答案分析】痈包括颈痈、腋痈、胯腹痈、脐痈、委中毒，臀痈属于外科学中的发。

2. 蜂窝组织炎即是中医所称的（ ）
A. 痈   B. 疔   C. 疖
D. 发   E. 有头疽
【正确答案】D   【易错答案】A
【答案分析】发相当于西医的蜂窝组织炎，痈相当于西医的颈部急性化脓性淋巴结炎。

3. 下列说法正确的是（ ）
A. 锁喉痈是痈的一种
B. 臀痈是发的一种
C. 发颐多双侧同时发病
D. 丹毒的红斑压之一般不褪色
E. 手足部疔疮宜等脓熟透后再切开排脓
【正确答案】B   【易错答案】A
【答案分析】锁喉痈是发的一种，发颐多数是单侧发病，亦可双侧同时发病，丹毒压之皮肤红色稍退，放手后立即恢复，手足部疔疮应及早切开排脓。

4. 患者左委中穴处焮红肿痛，小腿屈伸困难，行动不利，身热不退，脉濡数，苔黄腻。治疗宜选（ ）
A. 仙方活命饮   B. 五神汤合萆薢渗湿汤   C. 活血散瘀汤
D. 黄连解毒汤合四苓散   E. 活血散瘀汤合五神汤
【正确答案】E   【易错答案】A
【答案分析】委中穴处焮红肿痛，小腿屈伸困难，行动不利是委中毒的临床表现，患者脉滑数，苔黄腻是湿热蕴阻证型，方用活血散瘀汤合五神汤加减。

（二）多选题

1. 发的特点是（ ）
A. 在皮肤疏松部位突然红肿，蔓延成片，灼热疼痛
B. 红肿以中心最为明显，而四周较淡，边缘不清
C. 全身症状不明显

D. 3~5日后皮肤湿烂，随即变成褐色腐溃
E. 全身症状明显

【正确答案】ABD　　　　　　　　【易错答案】C、E

【答案分析】发的特点是起初无头，红肿蔓延成片，中心明显，四周较淡，边界不清，灼热疼痛，有的3~5日后中心色褐腐溃，周围湿烂，有的中心虽软而不溃，全身症状明显，相当于西医的蜂窝组织炎。

2. 锁喉痈的内治法则是（　　）

A. 清热解毒，和营化湿　　B. 清热化痰，和营托毒　　C. 清养胃阴
D. 散风清热，化痰解毒　　E. 清热利湿，行气解郁

【正确答案】BCD　　　　　　　【易错答案】A、E

【答案分析】锁喉痈内治法则以清热解毒，化痰消肿为大法，其中痰热蕴结证治则为散风清热，化痰解毒；热盛肉腐证治则为清热化痰，和营托毒；热伤胃阴证治则为清养胃阴。

第五节　有头疽

◎ 重点 ◎

有头疽的诊断及标本虚实在辨证论治上的意义

◎ 难点 ◎

有头疽的诊断及标本虚实在辨证论治上的意义

常见试题

（一）单选题

1. "七日成形，二候化脓，三候脱腐，四候生肌"描述的是（　　）

A. 疖　　　　　　　　　B. 发　　　　　　　　　C. 疔
D. 有头疽　　　　　　　E. 无头疽

【正确答案】D　　　　　　　【易错答案】E

【答案分析】《疡科心得集》云："对疽、发背必以候数为期，七日成形，二候成脓，三候脱腐，四候生肌"。每候约7~10天。

2. 有头疽相当于西医学疾病的（　　）

A. 毛囊炎　　　　　　　B. 淋巴结炎　　　　　　C. 痈
D. 皮肤脓肿　　　　　　E. 蜂窝织炎

【正确答案】C　　　　　　　【易错答案】D

【答案分析】有头疽是发生于肌肤间的急性化脓性疾病，相当于西医的痈。

3. 有头疽的病因病机不正确的是（ ）
   A. 感受风温，湿热之毒　　B. 情志内伤，气郁化火　　C. 肾气亏损，火邪炽盛
   D. 外感风温，风热夹痰　　E. 膏粱厚味
   【正确答案】D　　　【易错答案】A
   【答案分析】①外感风温、湿热之邪，邪毒侵入肌肤，毒邪蕴聚以致经络阻塞，气血运行失常。②脏腑蕴毒情志内伤，气郁化火；或由于平素恣食膏粱厚味煿、醇酒炙煿，以致脾胃运化失常，湿热火毒内生。以上二者皆可致脏腑蕴毒。③内伤精气由于房事不节，劳伤精气，以致肾水亏损，水火不济；阴虚则火邪炽盛，感受毒邪之后，往往毒滞难化。体虚之际，容易发生，故消渴患者常易伴发本病。如阴虚之体，每因水亏火炽，而使热毒蕴结更甚；气血虚弱之体，每因毒滞难化，不能透毒外出，如病情加剧，极易发生内陷。

4. 颈后皮肤初起如粟米样丘疹，继而增大坚硬，肿胀作痛，脓头多个，状如蜂窝，诊断应为（ ）
   A. 疔　　B. 痈　　C. 有头疽
   D. 发　　E. 无头疽
   【正确答案】C　　　【易错答案】B
   【答案分析】有头疽，中医病名，是发生在皮肤肌肉间的急性化脓性疾病，其特点是局部初起皮肤上即有粟粒样脓头，焮热红肿疼痛，易向深部及周围发生扩散，脓头亦相继增多，溃烂之后状如蜂窝。

5. 患者，男，50岁。1周前项后发际处突发一肿块，红肿热痛，渐渐加剧，其后出现多个粟米样脓头，部分溃破溢脓。其治法是（ ）
   A. 凉血祛风，行瘀通络　　B. 凉血清热，解毒利湿　　C. 和营托毒，清热利湿
   D. 清热解毒，活血通络　　E. 养阴清热，托毒透邪
   【正确答案】C　　　【易错答案】D
   【答案分析】结合患者项后发际处突发一肿块，红肿热痛，渐渐加剧，其后出现多个粟米样脓头，当诊断为有头疽之火毒蕴滞证。治以和营托毒，清热利湿，方予仙方活命饮加减。

（二）多选题

1. 有头疽初起的特点是（ ）
   A. 有粟粒样脓头　　B. 焮热红肿胀痛　　C. 易向深部及周围扩散
   D. 不红　　E. 肿痛
   【正确答案】ABCE　　　【易错答案】D
   【答案分析】有头疽，是发生在皮肤肌肉间的急性化脓性疾病，其特点是局部初起皮肤上即有粟粒样脓头，焮热红肿疼痛，易向深部及周围发生扩散，脓头亦相继增多，溃烂之后状如蜂窝。

2. 在有头疽的治疗中，下列选项正确的是（ ）

A. 和营托毒 B. 调补气血 C. 溃脓期"十"字形切开
D. 初期挤压疮口 E. 化痰消肿

【正确答案】ABC 【易错答案】D、E

【答案分析】有头疽内治按初起、溃脓期、收口期三个阶段，分别采用和营解毒、清热利湿、托里解毒、调补气血之法，谨防疽毒内陷；外治初起用金黄膏加千捶膏外敷。溃脓期用金黄膏掺八二丹外敷；如脓水稀或灰绿，则改掺七三丹；若腐肉阻塞，脓液积蓄难出而有波动时，可按疮形大小采用"十"字、双"十"字，或平行纵切开术，手术的原则是广泛切开，清除坏死组织，充分引流。收口期用白玉膏掺生肌散外敷；如疮口腐肉一时不能黏合，可用垫棉法，如无效时，则应采用手术清创。

第六节　流注

◎ 重点 ◎

流注的特点及不同病因引起的流注的辨证论治

◎ 难点 ◎

髂窝流注与环跳疽的鉴别

常见试题

(一) 单选题

流注的含义是（　　）

A. 在病变较近处形成脓肿，破溃后脓液稀薄

B. 是发于肌肉深部的多发性脓肿

C. 好发于骨与关节，溃后不易收口

D. 相当于西医的寒性脓肿

E. 是散在身体各处反复发作的疾病

【正确答案】B 【易错答案】A

【答案分析】流注是以发生在肌肉深部的转移性、多发性脓肿为表现的全身感染性疾病。其特点是漫肿疼痛，皮色正常，好发于四肢、躯干肌肉丰厚之深处，并有此处未愈他处又起。相当于西医的脓血症、肌肉深部脓肿、髂窝部脓肿。

(二) 简答题

1. 流注的临床特征有哪些？

【正确答案】流注好发于四肢、躯干肌肉丰厚的深部，血流缓慢的低位部位，如腰部、大腿后部、髂窝部、臀部等；发病前常有疖、疔、痈、外伤及其他创伤感染史。继而出现高热、恶寒、

口渴，便秘、溲赤等热毒炽盛的症状，局部为色白、漫肿、疼痛，肢体活动功能受限，并有此处未愈他处又起，溃后易敛。

【易错答案】回答不全面。

2. 流注内治怎样辨证论治？

【正确答案】

①余毒攻窜证，治宜清热解毒、凉血通络，方用黄连解毒汤合犀角地黄汤加减；②暑湿交阻证，治宜解毒清暑化湿，常用药物有荆芥、熟牛蒡子、大豆黄卷、鲜藿香等；③瘀血凝滞证，治宜和营活血、祛瘀通络，方用活血散瘀汤加减。

【易错答案】回答不全面。

第七节 发颐

◎ 重点 ◎

发颐的诊断和辨证论治

◎ 难点 ◎

发颐的诊断和辨证论治

常见试题

（一）单选题

下面关于化脓性腮腺炎的说法正确的是（　　）

A. 相当于中医的丹毒

B. 多一侧发病，张口受限

C. 多双侧同时发病

D. 多发生于热病后期，余毒未清，局部以酸痛为主，一般不会化脓

E. 血常规常见白细胞总数正常

【正确答案】B　　　【易错答案】C

【答案分析】化脓性腮腺炎相当于中医的发颐，多是单侧发病，张口受限，亦可双侧同时发病，尤见于伤寒、温病等热性病后、大手术后或体质虚弱者，初起在上颌第二白齿相对的颊黏膜腮腺导管开口处有黏稠的分泌物溢出，脓成后能挤出浑浊黄稠脓性分泌物，血常规检查提示血白细胞总数及中性粒细胞比例明显增高。

（二）多选题

化脓性腮腺炎的临床特点是（　　）

A. 颐颌间肿胀、疼痛　　　B. 张口受限　　　C. 全身症状明显

D. 颌下生疮，形如鸡卵　　　　E. 严重者可出现内陷

【正确答案】ABCE　　　　【易错答案】D

【答案分析】化脓性腮腺炎中医名为发颐，热病后余毒结于颐颌间引起的急性化脓性疾病。临床特点是常发生于热病后期，多一侧发病，颐颌部肿胀疼痛，张口受限，全身症状明显，重者可发生内陷。

（三）简答题

发颐内治怎样辨证论治？

【正确答案】①热毒蕴结证，治宜清热解毒，方用普济消毒饮加减；②毒盛酿脓证，治宜清热解毒透脓，方用普济消毒饮去牛蒡子、僵蚕，加皂角刺、制山甲；③热毒内陷证，治宜清营解毒、化痰泄热、养阴生津，方用清营汤合安宫牛黄丸加减；④余毒未清证，治宜清脾泄热、化瘀散结。

【易错答案】回答不全面。

【答案分析】发颐总以清热解毒为法。又有风火、胃火、虚火之分，须分别采用疏风、清脾、益胃、滋补肾水等法。

第八节　丹毒

◎ 重点 ◎

丹毒的诊断及辨证论治

◎ 难点 ◎

丹毒与发的鉴别

常见试题

（一）单选题

1. 下列关于丹毒的说法错误的是（　　）

A. 常因感染溶血性链球菌所致

B. 常突然起病

C. 好发于颜面、小腿等部位

D. 皮损焮热肿胀，边界常不清，迅速扩大

【正确答案】D　　　　【易错答案】C

【答案分析】丹毒是以皮肤突然发红，色如涂丹为特征的一种急性感染性疾病，其特点是病起突然，边界清楚，发无定处，好发于颜面、腿、足，数日内即可痊愈，每多复发。

2. 下面不属于丹毒的是（　　）

A. 火带疮 B. 流火 C. 赤游丹毒
D. 抱头火丹 E. 内发丹毒
【正确答案】A 【易错答案】B
【答案分析】丹毒发生于胸腹腰胯部者称内发丹毒；发生于头面部者称抱头火丹；发生于小腿足部者名流火、腿游风；新生儿多发于臀部，称赤游丹毒。火带疮又名蛇串疮，相当于西医的带状疱疹。

3. 下列疾病最易引起小腿丹毒的是（ ）
A. 足部挫伤 B. 脱疽 C. 脚湿气
D. 足部疔疮 E. 痈
【正确答案】C 【易错答案】D
【答案分析】发生于小腿部的丹毒，多由趾间破损引起，脚湿气，是生于足趾，由湿热下注或接触湿毒邪气而发。初病足趾间有小水疱，痒甚，经擦破后则流水，局部可有脱屑或结痂。因反复作趾间湿烂，故又称水渍疮。

4. 丹毒风热毒蕴证的内治方剂是（ ）
A. 普济消毒饮 B. 柴胡清肝汤 C. 龙胆泻肝汤
D. 化斑解毒汤 E. 黄连解毒汤
【正确答案】A 【易错答案】B
【答案分析】丹毒风热毒蕴证治宜疏风清热解毒，方用普济消毒饮加减。

5. 患者，男，50岁。右颜面部红肿疼痛伴发热2天，皮色鲜红，色如涂丹，压之褪色，扪之灼手，边界清楚，触痛明显，大便2日未行。治疗应首选（ ）
A. 萆薢渗湿汤加减 B. 五味消毒饮加减 C. 普济消毒饮加减
D. 黄连解毒汤加减 E. 犀角地黄汤加减
【正确答案】C 【易错答案】E
【答案分析】此证为丹毒，又称为抱头火丹，风热毒蕴证的治法：疏风清热解毒。

（二）多选题
丹毒的内治法分型正确的是（ ）
A. 风热毒蕴型 B. 湿热毒蕴型 C. 胎火蕴毒型
D. 湿热下注型 E. 气滞血瘀型
【正确答案】ABC 【易错答案】D、E
【答案分析】丹毒内治法分型：①风热蕴毒证；②肝脾湿火证；③湿热毒蕴证；④胎火蕴毒证。

（三）名词解释
丹毒
【正确答案】丹毒是以皮肤突然发红、色如涂丹为特征的一种急性感染性疾病。
【易错答案】丹毒是皮肤突然发红、色如涂丹的疾病。

【答案分析】回答不全面。

（四）简答题

1. 简述丹毒的临床特点。

【正确答案】丹毒的临床特点是病起突然、恶寒壮热，局部皮肤忽然变赤，色如丹涂脂染，焮热肿胀，迅速扩大，边界清楚，发无定处，数日内即可痊愈，每多复发。

【易错答案】回答不全面

【答案分析】多发生于小腿、颜面部，新生儿丹毒多为游走性，发病前可有皮肤或黏膜破损、足癣等病史。起病急骤，初起往往先有恶寒发热、头痛骨楚、胃纳不香、便秘溲赤、舌苔薄白或薄黄、舌质红、脉洪数或滑数等全身症状。继则皮肤局部见小片红斑，迅速蔓延成大片鲜红斑，略高出皮肤表面，边界清楚，压之皮肤红色稍退，放手后立即恢复，若热重出现紫斑时则压之不褪色。

2. 丹毒内治怎样辨证论治？

【正确答案】①风热毒蕴证，治宜散风清热解毒，方用普济消毒饮加减；②湿热毒蕴证，治宜清热利湿解毒，方用五神汤合萆薢渗湿汤加减；③胎火蕴毒证，治宜凉血清热解毒，方用犀角地黄汤合黄连解毒汤加减。

【易错答案】证型回答不全面。

【答案分析】丹毒治疗以凉血清热，解毒化瘀为基本治疗原则，发于头面者，需兼散风清火；发于胸腹腰胯者，需兼清肝泄脾；发于下肢者，需兼利湿清热。

第九节　无头疽

◎ **重点** ◎

附骨疽的特点及治疗方法

◎ **难点** ◎

附骨疽的特点及治疗方法

常见试题

（一）单选题

1. 附骨疽的临床特征是（　　　）

A. 局部红肿热痛

B. 漫肿皮色不变，疼痛彻骨，难消，难溃，难敛

C. 好发于关节，起病慢，化脓迟，溃后脓液夹有败絮样物

D. 漫肿疼痛，皮色如常，容易走窜

E. 局部焮红

【正确答案】B 　　　　【易错答案】C

【答案分析】本病有好发于四肢长骨，始则全身不适，继而寒热交作、筋骨疼痛，甚而壮热不退，或伴有汗出，便秘尿赤，表面虽不红不热，其内肌骨胀痛，疼痛彻骨，不能屈伸转动、拒按，是为实热之证。溃后诸症渐伏，患肢疼痛可略缓解，精神渐佳，唯疮口脓水淋漓，迟迟不敛，或有腐骨从疮口排出，形成漏道。若经久不愈，久耗气血，则见气血两虚之象。

2. 可能发生髋关节畸形的疾病是（　　　）

A. 流火　　　　　　B. 有头疽　　　　　　C. 环跳疽

D. 历节风　　　　　E. 髂窝流注

【正确答案】C　　　　【易错答案】E

【答案分析】环跳疽是指发生在髋关节的急性化脓性疾病。其特点是好发于儿童，局部漫肿疼痛，影响关节屈伸活动，全身症状严重，溃脓后难以收敛，容易造成残废。

（二）多选题

附骨疽的早期诊断依据有（　　　）

A. 患肢疼痛彻骨

B. 胖肿骨胀

C. 肤红灼热

D. 病变骨端有深压痛和叩击痛

E. 患肢疼痛不明显

【正确答案】ABD　　　　【易错答案】C、E

【答案分析】本病有好发于四肢长骨，始则全身不适，继而寒热交作、筋骨疼痛，甚而壮热不退，或伴有汗出，便秘尿赤，表面虽不红不热，其内肌骨胀痛，疼痛彻骨，不能屈伸转动、拒按，是为实热之证。局部胖肿，附筋着骨，推之不移，疼痛彻骨；成脓期湿热瘀滞于骨，热盛肉腐骨败，则肿日著，寒热交作，或日晡更甚；病久则寒郁化热，腐肉成脓，而外形仍漫肿无头，皮、色不变。溃后诸症渐伏，患肢疼痛可略缓解，精神渐佳，唯疮口脓水淋漓，迟迟不敛，或有腐骨从疮口排出，形成漏道。若经久不愈，久耗气血，则见气血两虚之象。

第十节　走黄与内陷

◎ 重点 ◎

1. 走黄和内陷的诊断和辨证论治
2. 走黄和内陷的预防与调摄

◎ 难点 ◎

走黄和内陷的诊断和辨证论治

常见试题

（一）单选题

疔疮走黄的内治原则是（　　）

A. 凉血清热解毒　　　B. 疏风清热解毒　　　C. 滋阴清热解毒

D. 宣肺泄热解毒

【正确答案】A　　　【易错答案】B

【答案分析】走黄是疔疮火毒炽盛，早期失治，毒势未能及时控制，走散入营，内攻脏腑而引起的一种全身性危急疾病。其特点是：疮顶忽然陷黑无脓，肿势迅速扩散，伴见七恶证，治法应凉血清热解毒，方药可用五味消毒饮、黄连解毒汤、犀角地黄汤加减。

（二）多选题

1. 易引起疔疮走黄的疔是（　　）

A. 颜面疔　　　B. 蛇头疔　　　C. 红丝疔

D. 烂疔　　　E. 疫疔

【正确答案】ADE　　　【易错答案】B、C

【答案分析】走黄的临床表现多有疔疮病史，但以颜面部疔疮、烂疔、疫疔合并走黄者多见。

2. 颜面部疔疮走黄，最常见的原因是（　　）

A. 早期切开或针挑　　　B. 局部挤压排脓　　　C. 饮食鱼腥发物

D. 过食膏粱厚味　　　E. 感受外邪

【正确答案】ABC　　　【易错答案】D、E

【答案分析】生疔之后，因早期失治，未能及时控制毒势；或因挤压碰伤，或因过早切开，造成毒邪扩散；或误食辛热之药及酒、肉、鱼、腥等发物，或加艾灸，更增火毒，促使火毒鸱张，以致机体防御功能破坏，疔毒走散，毒入血分，内攻脏腑，而成走黄之病。

（三）名词解释

走黄

【正确答案】走黄是疔疮火毒炽盛，早期失治，毒势未能及时控制，走散入营，内攻脏腑而引起的一种全身性危急疾病。其特点是：疮顶忽然陷黑无脓，肿势迅速扩散，伴见七恶证。

【易错答案】解答不全面。

【答案分析】原发病灶处忽然疮顶陷黑无脓，肿势散漫，迅速向四周扩散，皮色暗红。出现寒战高热，头痛，烦躁不安；或伴恶心呕吐、口渴喜饮、便秘腹胀或腹泻；或伴肢体拘急、骨节肌肉疼痛；或伴发附骨疽、流注等；或伴身发瘀斑、风疹块等；甚至伴神昏谵语、吃语谵妄、咳嗽气喘、胁痛痰红、发痉发厥等。

（四）简答题

1. 简述走黄的病因病机。

【正确答案】 走黄多为生疔之后，早期失于治疗，未能及时控制毒势；或因挤压碰伤，过早切开，使毒邪扩散；或误食辛热之药及酒肉、鱼腥等助火生热之品，或加艾灸等，均可造成疔之火毒鸱张，正不胜邪，毒邪走散，客入营血，内攻脏腑而成为走黄之证。

【易错答案】 走黄病因病机分析不全。

【答案分析】 走黄多因火毒炽盛，毒入营血，内攻脏腑。生疔之后，因早期失治，未能及时控制毒势；或因挤压碰伤，或因过早切开，造成毒邪扩散；或误食辛热之药及酒、肉、鱼、腥等发物，或加艾灸，更增火毒，促使火毒鸱张，以致机体防御功能破坏，疔毒走散，毒入血分，内攻脏腑，而成走黄之病。

2. 走黄与内陷的鉴别要点是什么？治疗上的基本原则是什么？

【正确答案】 走黄的发生多为毒邪炽盛，而正气并不虚；内陷的发生多为正气已虚，而毒邪相对偏盛，尤以正虚为主。在治疗上走黄以祛邪解毒为主，内陷则以补益扶正为主。

【易错答案】 鉴别要点叙述不全。

【答案分析】 走黄特点：①疮顶突然凹陷，色黑无脓，肿势迅速扩散；②伴有心烦作躁，神智昏聩等七恶证；③继发于疔疮的称为走黄。

内陷特点：①疮顶突陷，脓腐未尽而干枯无脓，脓尽红活的疮面变光白板亮；②伴邪毒盛，热极或正虚邪盛或阴阳两竭的全身症状。

3. 内陷内治怎样辨证论治？

【正确答案】 ①邪盛热极证，治宜凉血清热解毒，养阴清心开窍，方用清营汤合黄连解毒汤、安宫牛黄丸，紫雪丹加减；②正虚邪盛证，治宜补养气血，托毒透邪，佐以清心安神，方用托里消毒散，安宫牛黄丸加减；③脾肾阳虚证，治宜温补脾肾，方用附子理中汤加减；④阴伤胃败证，治宜生津养胃，方用益胃汤加减。

【易错答案】 证型叙述不全。

【答案分析】 内治当扶正达邪，并审邪正之消长，随证治之。火陷证，邪盛热极，当凉血清热解毒为主，并固护津液；干陷证，正虚邪胜，当补养气血，托毒透邪；虚陷证，当温补脾肾或生津养血。①邪盛热极证。证候：局部疮顶不高，根盘散漫，疮色紫滞，疮口干枯无脓，灼热剧痛。伴壮热口渴，便秘溲赤，烦躁不安，神昏谵语，或胸胁隐痛。治法：清热凉血解毒，养阴清心开窍。方药：清营汤合黄连解毒汤加减。②正虚邪盛证。证候：局部脓腐不透，疮口中央糜烂，脓少而薄，疮色晦暗，肿势平塌，散漫不聚，闷胀疼痛或微痛，伴发热或恶寒，神疲少食，自汗胁痛，神昏谵语，气息粗促。或体温不高，四肢厥冷，大便溏薄，小便频数。治法：益气补血，托毒透邪，清心安神。方药：托里消毒散加减。③脾肾阳虚证。证候：局部肿势已退，疮口腐肉已尽，而脓水灰薄，或偶带绿色，新肉不生，状如镜面，光白极亮，不知疼痛。全身出现虚热不退，形神萎顿。饮食日减，或者腹痛腹泻，自汗肢冷，气息低促，舌光如镜、口舌生糜。治法：温补脾肾。方药：附子理中汤加减。④阴伤胃败证。证候：除局部症状外，伴舌光如镜，口舌生糜；舌质红绛，脉细数。治法：养胃生津。方药：益胃汤加减。

第十一节 瘰疬

◎ **重点** ◎

1. 瘰疬的诊断及辨证论治
2. 瘰疬属阴证疮疡的属性

◎ **难点** ◎

1. 瘰疬的诊断及辨证论治
2. 瘰疬属阴证疮疡的属性

常见试题

（一）单选题

1．"结核成串，累累如串珠状"描述的是（　　）

A. 骨与关节结核　　　　B. 红丝疔　　　　C. 颈淋巴结结核

D. 窦道　　　　　　　　E. 痈

【正确答案】C　　　　【易错答案】B

【答案分析】颈部淋巴结结核相当于中医的瘰疬，是一种发生于颈部的慢性化脓性疾病，因其结核成串，累累如贯珠状，故名瘰疬。

2．患者，女，22岁。半年来颈部右侧出现结块，逐步增大增多，不痛不热，皮色暗红，2～3枚互相融合，1周前一处穿溃脓出清稀。其诊断是（　　）

A. 颈痈　　　　　　　　B. 臀核　　　　　　　C. 瘰疬

D. 失荣　　　　　　　　E. 肉瘿

【正确答案】C　　　　【易错答案】E

【答案分析】根据患者颈部右侧出现结块，2～3枚互相融合，诊断为瘰疬，又不痛不热，脓出清稀，诊断为气血两虚型。

（二）名词解释

瘰疬

【正确答案】是发于颈部淋巴结的慢性感染性疾患，以其结块成串，累累如贯珠，故名瘰疬，俗称瘰疬，又名"疬子颈"或"老鼠疮"。相当于西医学所称的颈部淋巴结核。

【易错答案】颈部淋巴结核。

【答案分析】瘰疬又称老鼠疮，生于颈部的一种感染性外科疾病。

（三）简答题

瘰疬的病因病机如何？

【正确答案】瘰疬多因情志不畅，肝气郁结，气滞伤脾，脾失健运，痰热内生，而痰凝气结于颈部而成；或肺阴亏，阴虚火旺，灼津为痰，痰火凝结颈部而成本病。病久肝火愈旺，下灼肾阴，或脓水淋漓，耗伤气血，可致气血两虚。

【易错答案】分析不全面。

【答案分析】瘰疬发病情况多由三焦、肝、胆等经风热气毒蕴结而成，肝肾两经气血亏损，虚火内动所致，可分为急性、慢性两类。急性多因外感风热、内蕴痰毒而发；慢性多因气郁、虚伤而发。该病常愤怒忿郁，谋虑不遂，精神颓靡。

第十二节　流痰

◎ **重点** ◎

流痰的定义及特点、辨证论治

◎ **难点** ◎

流痰的定义及特点、辨证论治

常见试题

（一）单选题

1.流痰除风寒痰浊凝聚而成外，还与（　　）亏损有关

A.心　　　　　　　　B.肝　　　　　　　　C.脾

D.肺　　　　　　　　E.肾

【正确答案】E　　　　【易错答案】D

【答案分析】流痰的病因病机：①先天不足，肾亏骼空；②后天失调，肝肾亏损；③外来伤害；④风寒侵袭

2.髋关节部肿块，皮色微红，溃后脓液稀薄，不易敛口，神疲乏力，盗汗。诊断为（　　）

A.附骨疽　　　　　　B.臀痈　　　　　　　C.环跳疽

D.流痰　　　　　　　E.髂窝脓肿

【正确答案】D　　　　【易错答案】A

【答案分析】流痰病变在髋关节处，关节肿胀，在病变附近或较远处形成脓肿，不红不热，脓熟时患处出现透红一点，按之应指，局部有疼痛，溃后疮内时流稀脓，不易收口，全身症状

则见午后潮热，夜间盗汗，神疲乏力，食欲减退。

（二）名词解释

流痰

【正确答案】流痰是发生在骨与关节间的慢性化脓性疾病。因其成脓后，可流窜于病变附近或较为远的空腔处形成脓肿，破溃后脓液稀薄如痰，故名流痰。

【易错答案】解答不全面。

【答案分析】流痰是发生在骨与关节间的慢性化脓性疾病。因其成脓后，可沿组织间隙流窜于病变附近或较远的空隙处形成脓肿，破溃后脓液稀薄如痰，故名流痰。属于无头疽之一种。

（三）简答题

流痰内治如何辨证论治？

【正确答案】①阳虚痰凝证，治宜补肾温经、散寒化痰，方用阳和汤加减；②阴虚内热证，治宜养阴清热托毒，方用六味地黄丸合清骨散、透脓散加减；③肝肾亏虚证，治宜补益肝肾，方用左归丸合香贝养营汤加减；④气血两虚证，治宜补气养血，方用人参养荣汤或十全大补汤加减。

【易错答案】证型方药解答不全面。

【答案分析】①阳虚痰凝证：患部隐隐作痛。不红不热，肿胀不显，继而关节活动障碍，动则痛甚；伴神疲乏力，食欲减退，畏寒肢冷；舌淡红，苔薄白，脉沉细无力。治法：益肾温经，散寒化痰。方药：阳和汤加减。②阴虚内热证：破溃后流脓稀薄，夹有败絮样物，形成窦道；伴午后潮热，颧红，夜间盗汗，口燥咽干，食欲减退，心悸失眠；舌红，少苔，脉细数。治法：养阴除蒸。方药：清骨散加减。③肝肾亏虚证：溃脓后疮口排出稀薄脓液，或夹有败絮样物，形成窦道；若病在四肢关节则出现患肢肌肉萎缩、畸形；病在颈、胸、腰椎者，则强直不遂，甚或下肢瘫痪不用，二便潴留或失禁；形体消瘦，面色㿠白，畏寒，心悸，失眠，自汗盗汗；舌质淡红，舌苔白，脉细数或虚数。治法：补益肝肾。方药：左归丸合香贝养营汤加减。④气血两虚证：溃脓后面色无华，形体畏寒，心悸，失眠；舌质淡红，舌苔薄白，脉濡细或虚大。治法：补气养血。方药：人参养荣汤或十全大补汤加减。

第十三节　褥疮

◎ **重点** ◎

褥疮的防治

◎ **难点** ◎

褥疮的防治

常见试题

(一) 单选题

关于褥疮,下列说法错误的是(　　)

A. 又称压疮

B. 好发于易受压和摩擦的部位

C. 应加强护理,重在预防,外治为主,配合内治

D. 初起表现为受压部位皮肤暗红

E. 只发于表皮肌肤

【正确答案】E　　　　　　【易错答案】C

【答案分析】褥疮可造成从表皮到皮下组织、肌肉甚至骨和关节的破坏,严重者发生感染,引起败血症而危及生命。

第十四节　窦道

◎ **重点** ◎

窦道的防治

◎ **难点** ◎

窦道的防治

常见试题

(一) 单选题

1. 下面描述窦道正确的是(　　)

A. 有外口和内孔　　　　B. 只有1个外口　　　　C. 只有外口无内孔

D. 与内脏相通　　　　　E. 治疗无须引流

【正确答案】C　　　　　　【易错答案】A

【答案分析】窦道是指一种管道由深部组织通向体表,只有外口而无内口相同的病理性盲管。

2. 窦道最应与下列局部病变相鉴别的是(　　)

A. 脓腔　　　　　　　　B. 溃疡　　　　　　　　C. 糜烂

D. 瘘　　　　　　　　　E. 脓疱

【正确答案】D　　　　　　【易错答案】B

【答案分析】瘘是身体内因发生病变而向外溃破所形成的管道。病灶里的分泌物由此管流出,

瘘，即漏也。窦道是一种管道由深部组织通向体表，只有外口而无内口的病理性盲管。

(二) 名词解释

窦道

【正确答案】窦道是指一种管道由深部组织通向体表，只有外口而无内孔相通的病理性盲管。其特点是局部疮口脓水淋漓不尽，病程缓慢，较难愈合，或愈合后又易复溃。

【易错答案】窦道是一种只有外口而无内孔相通的病理性盲管。

【答案分析】回答不全面。

(三) 简答题

如何诊断窦道？辅助检查应注意窦道的哪些病变情况？

【正确答案】窦道的诊断要点有：①有手术史或感染史。②体表疮口较小，脓水流出，引流不畅，疮口久不愈合。③一般无全身症状。④疮口可有缝线或死骨流出。

辅助检查主要应了解窦道的位置、形态、数量、走向、深浅、长度、分支、残腔及与邻近器官的关系。

【易错答案】诊断要点和辅助检查回答不全面。

【答案分析】窦道可发生于任何年龄，患病前有手术史或感染史，局部有一小疮口，色淡，肉芽不鲜，或胬肉高突，常有脓性分泌物溢出，疮周皮肤可呈潮红、丘疹、糜烂等表现，瘙痒不适，一般无全身症状。有时外口愈合，脓液流出不畅，可引起局部皮肤红肿热痛，或伴有轻度发热等症。

第七章 乳房疾病

◎ **重点** ◎

1. 乳房与脏腑经络的关系
2. 乳房疾病的肿块检查法
3. 乳房病的辨证论治方法

◎ **难点** ◎

乳房疾病的检查方法、早期诊断和辨证论治

常见试题

（一）单选题

1. 女子乳房部属（　　）

A. 胃　　　　　　　　　B. 肝　　　　　　　　　C. 脾

D. 肺　　　　　　　　　E. 肾

【正确答案】A　　　　【易错答案】B

【答案分析】男子乳头属肝，乳房属肾；女子乳头属肝，乳房属胃。

2. 下列关于乳房疾病描述正确的是（　　）

A. 哺乳期发生的乳痈又称为内吹乳痈

B. 乳痈初起宜切开排脓

C. 乳癖的特点是乳房见肿块，质地不硬，常随喜怒消长，肿块一般不痛

D. 乳核相当于现代医学的乳腺增生症

E. 女性单侧乳房起红斑、丘疹、渗液反复半年余，触诊皮下有硬块，应首先考虑湿疹样癌的可能

【正确答案】E　　　　【易错答案】C

【答案分析】乳岩是指乳房部的恶性肿瘤。早期临床表现似慢性湿疮，女性乳房乳头和乳晕的皮肤发红、丘疹、有浆液渗出，病变的皮肤甚硬，与周围分界清楚。乳癖特点是单侧或双侧乳房疼痛并出现肿块，乳痛和肿块与月经周期及情志变化密切相关，乳房肿块大小不等，形态

不一,边界不清,质地不硬,活动度好。

3. 下列关于乳房检查正确是( )

A. 月经来潮的第 7 ~ 10 天检查乳房最容易发现病变
B. 月经期检查乳房最容易发现病变
C. 触诊腋窝淋巴结时,嘱患者双手上举,以充分暴露,便于观察
D. 钼靶 X 线摄片见密度增高的肿块影,周围见毛刺征,中间较多钙化点,最可能的诊断是乳癖
E. 触诊乳房时,可用手指抓捏,以明确肿块的大小

【正确答案】A 　　　　　【易错答案】D

【答案分析】检查乳房的时间最好选择在月经来潮的第7~10天,是乳房生理最平稳时期,如有病变容易被发现。典型乳腺癌的 X 线片表现为密度增高的肿块影,边界不规则,或有毛刺征,有时可见颗粒细小、密集的钙化点。

4. 检查乳房的顺序,下列选项错误的是( )

A. 先患侧后健侧　　　　　B. 先望诊后触诊　　　　　C. 按象限依次检查
D. 先乳房后乳头、乳晕　　E. 乳房触诊后,必须扪查区域淋巴结

【正确答案】A 　　　　　【易错答案】C

【答案分析】乳房触诊时,应先检查健侧乳房,再检查患侧,以便对比。其顺序是先触按整个乳房,然后按照一定次序触摸乳房的4个象限,即内上、外上(不要遗漏腋尾部)、外下、内下象限,继而触摸乳晕部分,挤压乳头并注意有无液体从乳窍中溢出。最后触摸腋窝、锁骨下及锁骨上区域。

5. 治疗邪气阻滞经络,营卫不和所致乳房疾病的原则是( )

A. 活血清热解毒　　　　　B. 解郁化痰清热　　　　　C. 补益扶正解毒
D. 疏表清热解毒　　　　　E. 解表清热利湿

【正确答案】D 　　　　　【易错答案】B

【答案分析】疏表解毒法适用于邪气阻滞经络,营卫不和者。解郁化痰法适用于肝失疏泄,痰气互结者。

(二)多选题

1. 与乳房关系密切的经络有( )

A. 足少阴肾经　　　　　B. 冲任二脉　　　　　C. 足厥阴肝经
D. 足阳明胃经　　　　　E. 足少阳胆经

【正确答案】ABCD 　　　　【易错答案】E

【答案分析】男子乳头属肝,乳房属肾,女子乳头属肝,乳房属胃,所以乳房疾病与肝、胃、肾经及冲任二脉有密切联系。

2. 乳房疾病的病因有( )

A. 肝气郁结　　　　　B. 胃热壅盛　　　　　C. 肝肾不足

D. 痰瘀凝结　　　　　　　　E. 乳汁郁滞

【正确答案】ABCDE　　　　【易错答案】漏选。

【答案分析】乳房疾病的发生主要由于肝气郁结，或胃热壅滞，或肝肾不足，或痰瘀凝结，或乳汁蓄积，或外邪侵袭等，影响相关脏腑、经络的生理功能而产生病变。

（三）简答题

1. 乳房触诊时应注意哪些问题？

【正确答案】①发现乳房内肿块时，应注意肿块的位置、形状、数目、大小、质地、边界、表面情况、活动度及有无压痛；②肿物是否与皮肤粘连；③检查乳房时间的选择最好在月经来潮的第7~10天，是乳房生理最平稳时期，如有病变容易发现；④确定一个肿块的性质，还需要结合年龄、病史及其他辅助检查方法。触诊的准确性取决于经验、手感、正确的检查方法等。

【易错答案】要点回答不全面。

【答案分析】乳房疾病的检查方法是本章的重点和难点，需一一掌握。

2. 乳房发现肿块，要从哪些方面着手考虑到哪些乳房常见病？

【正确答案】乳房发现有肿块，要从患者性别、年龄、病史、症状、临床检查和必要的辅助检查所得资料进行综合分析，做出诊断。一般应考虑到的常见乳房病有：①乳痈（炎性肿块）；②乳癖（乳腺增生病）；③乳岩（乳癌）；④乳核（乳房纤维瘤）；⑤乳痨（乳房结核）；⑥乳疬（乳房异常发育症）。

【易错答案】要点回答不全面。

【答案分析】及时正确地进行乳房检查，对于乳腺疾病的早期发现、早期诊断有着重要意义。乳房疾病的检查方法是本章的重点和难点，需一一掌握。

第一节　乳痈

◎ 重点 ◎

1. 乳痈的病因病机
2. 乳痈的临床表现
3. 乳痈的预防与调护

◎ 难点 ◎

乳痈的辨证论治及成脓期切开术的要求

常见试题

（一）单选题

1. 中医称发生于哺乳期的乳痈为（　　）

A. 内吹乳痈　　　　　　　B. 不乳儿乳痈　　　　　　C. 外吹乳痈
D. 乳痨　　　　　　　　　E. 乳癖

【正确答案】C　　　　　　【易错答案】A

【答案分析】发生在哺乳期的称"外吹乳痈"，发生在妊娠期的称"内吹乳痈"，非哺乳期和非妊娠期发生的称"不乳儿乳痈"。

2. 乳痈相当于现代医学所称的（　　）

A. 乳房部痈　　　　　　　B. 急性乳腺炎　　　　　　C. 乳房部蜂窝组织炎
D. 浆细胞性乳腺炎　　　　E. 乳房部脓肿

【正确答案】B　　　　　　【易错答案】D

【答案分析】乳痈相当于西医学的急性化脓性乳腺炎。粉刺性乳痈相当于西医学的浆细胞性乳腺炎。

3. 关于乳痈描述错误的是（　　）

A. 相当于西医急性化脓性乳腺炎
B. 好发初产妇
C. 应尽早切开
D. 尽量排出郁积乳汁
E. 切开排脓用放射状切口

【正确答案】C　　　　　　【易错答案】B

【答案分析】乳痈治疗强调及早处理，以消为贵。脓肿形成时，应在波动感及压痛最明显处及时切开排脓。乳痈常发于产后3~4周的哺乳期妇女，尤以初产妇多见。

4. 关于乳腺炎的临床表现描述不正确的是（　　）

A. 乳房结块　　　　　　　B. 乳房红肿热痛　　　　　C. 伴恶寒发热
D. 好发初产妇　　　　　　E. 乳头血性溢液

【正确答案】E　　　　　　【易错答案】C

【答案分析】乳痈的特点是局部结块，红肿热痛，溃后脓出稠厚，伴有恶寒发热等全身症状。乳岩的特点是乳头可缩回，可有分泌物溢出，血性或水样。

5. 乳痈初起的内治法则为（　　）

A. 理气化痰散结　　　　　B. 益气和营托毒　　　　　C. 疏肝清胃、通乳消肿
D. 清热解毒、托里透脓　　E. 疏风清热解毒

【正确答案】C　　　　　　【易错答案】D

【答案分析】乳痈初起乳汁郁积结块，皮色不变或微红，肿胀疼痛；伴有恶寒发热，周身酸楚，口渴，便秘；苔薄，脉数。证属气滞热壅，应疏肝清胃，通乳消肿，用瓜蒌牛蒡汤加减治疗。乳痈成脓期，乳房肿痛加剧，皮肤焮红灼热，肿块变软，有应指感，应清热解毒，托里透脓。

6. 乳痈热毒炽盛证最常用的方剂是（　　）

A. 瓜蒌牛蒡汤加减　　　　B. 牛蒡解肌汤加减　　　　C. 透脓散加减
D. 橘叶散加减　　　　　　E. 开郁散加减
【正确答案】C　　　　　　【易错答案】A

【答案分析】热毒炽盛证治疗应清热解毒，托里透脓，用透脓散加味。气滞热壅证治疗应疏肝清胃，通乳消肿，用瓜蒌牛蒡汤加减。

7. 某哺乳期患者左乳房某一象限结块3周，初起红肿热痛明显，现局部结块色暗红，质硬，微热。考虑为（　　）
A. 乳房结核　　　　　　　B. 乳腺癌　　　　　　　　C. 乳腺炎
D. 乳腺增生病　　　　　　E. 乳腺纤维瘤
【正确答案】C　　　　　　【易错答案】D

【答案分析】患者为哺乳期妇女，乳房局部结块，红肿热痛，应考虑为"外吹乳痈"。乳癖特点是单侧或双侧乳房疼痛并出现肿块，乳痛和肿块与月经周期及情志变化密切相关，乳房肿块大小不等，形态不一，边界不清，质地不硬，活动度好。

8. 乳痈溃后或切开排脓后即可外用（　　）
A. 八二丹、金黄膏　　　　B. 五五丹、金黄膏　　　　C. 九一丹、冲和膏
D. 生肌散、红油膏　　　　E. 生肌散、白玉膏
【正确答案】A　　　　　　【易错答案】C

【答案分析】乳痈溃后，切开排脓，用八二丹或九一丹提脓拔毒，并用药线插入切口内引流，切口周围外敷金黄膏。金黄膏治疗阳证疮疡，冲和膏治疗半阴半阳证。

9. 患者，女，32岁，左侧乳房胀痛3天。目前尚在哺乳。左乳外上象限灼热，触痛明显，可触及鸡蛋大小肿块，质硬，边界欠清，活动度好，无波动感。舌红，苔黄，脉数。下列说法错误的是（　　）
A. 立即切开排脓　　　　　B. 外敷金黄膏　　　　　　C. 50%芒硝溶液湿敷
D. 经常排空左侧乳房乳汁　E. 热敷加乳房按摩，疏通乳络
【正确答案】A　　　　　　【易错答案】E

【答案分析】患者为哺乳期妇女，左侧乳房胀痛3天，考虑为"外吹乳痈"。患者无波动感，为脓未成，不应立即切开排脓。乳汁郁滞致乳房肿痛、乳房结块者，可用热敷加乳房按摩，疏通乳络。

10. 某患者乳房焮红漫肿极甚，疼痛难忍，毛孔深陷，恶寒发热，三天后皮肤湿烂，变为焦黑腐烂的溃面。舌红，苔黄燥，脉数。其病机为（　　）
A. 肝肾不足，冲任失养　　B. 肺肾阴虚，痰火凝结　　C. 饮食不节，脾胃湿热
D. 气血两虚　　　　　　　E. 火毒炽盛，与肝胃湿热互结
【正确答案】E　　　　　　【易错答案】A

【答案分析】根据患者临床表现，诊断为乳发。乳发多因火毒外侵，脏腑蕴毒，以及肝胃两

经湿热蕴结乳房而成。

11. 某患者乳房焮红漫肿极甚，疼痛难忍，毛孔深陷，恶寒发热，三天后皮肤湿烂，变为焦黑腐烂的溃面。舌红，苔黄燥，脉数。其内治方为（　　）

　　A. 瓜蒌牛蒡汤　　　　　　B. 黄连解毒汤　　　　　　C. 龙胆泻肝汤和黄连解毒汤
　　D. 五味消毒饮　　　　　　E. 托里消毒散

【正确答案】C　　　　　　【易错答案】A

【答案分析】乳发初起治宜泻火解毒，佐以利湿，用龙胆泻肝汤合黄连解毒汤加减。瓜蒌牛蒡汤能够疏肝清胃，通乳消肿，治疗乳痈气滞热壅证。

12. 某患者乳房焮红漫肿极甚，疼痛难忍，毛孔深陷，恶寒发热，三天后皮肤湿烂，变为焦黑腐烂的溃面。舌红，苔黄燥，脉数。其外治法为（　　）

　　A. 冲和膏外敷　　　　　　　　　　　　　　　　B. 切开排脓
　　C. 用七三丹提脓去腐，玉露膏外敷　　　　　　　D. 用生肌散外掺
　　E. 用三七粉外掺

【正确答案】C　　　　　　【易错答案】A

【答案分析】乳发用七三丹提脓拔毒，并用药线插入溃面引流，溃面周围外敷金黄膏。冲和膏治疗半阴半阳证。

13. 左乳红、肿、热、痛、硬，伴憎寒壮热，口干欲饮，小便短赤，大便秘结，脉滑数，苔薄黄而干。其内治方剂宜选用（　　）

　　A. 托里消毒散　　　　　B. 透脓散　　　　　　C. 瓜蒌牛蒡汤
　　D. 柴胡疏肝散　　　　　E. 逍遥蒌贝散

【正确答案】C　　　　　　【易错答案】B

【答案分析】乳痈的特点是局部结块，红肿热痛，溃后脓出稠厚，伴有恶寒发热等全身症状。患者有憎寒壮热，口渴，便秘，为气滞热壅证，应疏肝清胃，通乳消肿，用瓜蒌牛蒡汤加减治疗。

（二）多选题

1. 关于乳腺炎的说法正确的有（　　）

　　A. 乳房部乳痈成脓可用放射状切口，以防损伤乳络
　　B. 切口位置应选择脓肿稍低的部位
　　C. 乳痈宜尽快切开排脓
　　D. 若袋脓可用垫棉法
　　E. 初起尚未成脓，可用瓜蒌牛蒡汤加减

【正确答案】ABDE　　　　　【易错答案】C

【答案分析】乳房部应以乳头为中心放射状切开，免伤乳络。切口应按乳络方向并与脓腔基底大小一致，切口位置应选择脓肿稍低的部位，使引流通畅而不致形成袋脓，若袋脓可用垫棉法。乳痈治疗强调及早处理，以消为贵。脓肿形成时，应在波动感及压痛最明显处及时切开排

脓。初起尚未成脓，证属气滞热壅，应疏肝清胃，通乳消肿，用瓜蒌牛蒡汤加减治疗。

2.乳腺炎辨证分型有（　　）

A.阴虚痰热　　　　B.正虚毒恋　　　　C.气滞热壅
D.热毒炽盛　　　　E.肝郁气滞

【正确答案】BCD　　　　【易错答案】A、E

【答案分析】乳痈相当于西医学的急性化脓性乳腺炎，辨证论治分为初起气滞热壅，成脓热毒炽盛和溃后正虚毒恋三型。

（三）名词解释

乳痈

【正确答案】乳痈是由热毒侵入乳房所引起的一种急性化脓性疾病。相当于西医学的急性化脓性乳腺炎。

【易错答案】乳痈是乳房化脓性疾病。

【答案分析】乳痈是由热毒侵入乳房所引起的一种急性化脓性疾病。相当于西医的急性化脓性乳腺炎。乳痈是乳房疾病的重点章节，强调定义、特点、不同时期发病的命名。

（四）简答题

1.乳痈初起乳汁淤滞时如何进行手法按摩？

【正确答案】先轻揪乳头数次，用五指从乳房四周轻柔地向乳头方向按摩，将淤滞的乳汁渐渐推出。

【易错答案】要点回答不全面

【答案分析】乳汁郁滞致乳房肿痛、乳房结块者，可用热敷加乳房按摩，以疏通乳络。先轻揪乳头数次，用五指从乳房四周轻柔地向乳头方向按摩，将淤滞的乳汁渐渐推出。乳痈初起的外治法是本节重点，应认真掌握。

2.乳痈脓成切排时如何选择切口？

【正确答案】应在波动感及压痛最明显处及时切开排脓，切口应按乳络方向并与脓腔基底大体一致，切口位置应选择脓肿稍低处。

【易错答案】在乳房脓肿部切开。

【答案分析】乳房部应以乳头为中心放射状切开，免伤乳络。乳痈的外治法是本节重点，应重点掌握。

（五）论述题

试述乳痈的病因病机有哪些？其气滞热壅证的主证、治则、治疗方药和外治法。

【正确答案】

病因病机：乳汁郁积、肝郁胃热、感受外邪。

气滞热壅证的主证：乳汁郁积结块，皮色不变或微红，肿胀疼痛，伴恶寒发热，周身酸楚，口渴，便秘，苔薄，脉数。

治则：疏肝清胃，通乳消肿。

代表方：瓜蒌牛蒡汤（组成：瓜蒌仁、牛蒡子、花粉、黄芩、陈皮、皂刺、银花、甘草、柴胡等）。

外治法：乳房按摩或金黄膏、大青膏、鲜草药外敷。

【易错答案】要点回答不全面。

【答案分析】乳痈的病因病机及气滞热壅证是本节的临床表现、治法及代表方是本节的基本知识点，也是重点难点，需要认真掌握。

（六）病例分析题

患者白某，女，28岁，2008年6月7日因产后右乳结块肿痛伴发热1周就诊。现为产后3周。1周前出现右乳外上方肿胀，右乳排乳不畅，伴发热，体温最高达39.5℃。现症见右乳胀满，右乳外上方红肿，结块范围约8 cm×8 cm，边界不清，按之灼热，质地偏硬，中央稍软，似有波动感，触痛明显，右乳腋下可触及花生米大小淋巴结一枚，触痛明显，余未见明显异常。体温39.5℃，伴纳呆，大便3日未行。舌红，苔黄腻，脉洪数。

（1）请问该病中西医诊断各是什么？

（2）请问辨为何证？辨证依据有哪些？

（3）写出中医内治治则、代表方并开出处方。

（4）目前是否可行切开排脓术？有何依据？

（5）如果要切开排脓，切开前还可采用什么方法来确定是否成脓？应在何处切开？切口方向该如何？

【正确答案】

（1）诊断：乳痈、急性化脓性乳腺炎。

（2）辨证：热毒炽盛。

辨证依据：右乳胀满，右乳外上方红肿，按之灼热，触痛明显，此为热毒蕴于乳络，气血壅滞，不通则痛。中央稍软，似有波动感为热毒腐肉成脓之象。体温39.5℃为热毒炽盛于里。大便干结，舌红，苔黄腻，脉洪数均为里热炽盛之征象。

（3）治则：清热解毒，托里透脓。

代表方：透脓散加减。

处方：符合治则、药物用量没有明显错误。

（4）目前可以考虑切开排脓治疗。患者发病已过1周，肿块质地偏硬，但中央已软，似有波动感，为脓成的迹象。脓成宜切开排脓。

（5）如果要切开排脓，可以用B超检查、穿刺抽脓等方法确定是否脓成，辨别脓腔位置。切开时应选择在脓腔中心，波动感及压痛最明显处切开，并以乳头为中心，呈放射状切开，以免伤及乳络。

【易错答案】要点回答不全面。

【答案分析】辨证依据与外治法是本题的难点。乳痈是乳房疾病常见病，应认真掌握，注意与气滞热壅证鉴别。

第二节 粉刺性乳痈

◎ 重点 ◎

粉刺性乳痈的定义与特点

◎ 难点 ◎

粉刺性乳痈的治疗

常见试题

单选题

粉刺性乳痈相当于西医学的（　　）

A. 急性化脓性乳腺炎　　B. 浆细胞性乳腺炎　　C. 乳房结核

D. 乳腺纤维腺瘤　　　　E. 乳腺癌

【正确答案】B　　　　【易错答案】A

【答案分析】粉刺性乳痈是以乳腺导管扩张、浆细胞浸润为病变基础的慢性非细菌性的乳腺炎症性疾病，相当于西医学的浆细胞性乳腺炎。乳痈相当于西医学的急性化脓性乳腺炎。

第三节 乳痨

◎ 重点 ◎

1. 乳痨的定义、特点
2. 乳痨的病因病机

◎ 难点 ◎

乳痨的诊断和辨证论治

常见试题

（一）单选题

1. 乳痨相当于西医学的（　　）

A. 乳腺增生　　　　B. 乳腺癌　　　　C. 乳腺纤维瘤

D. 乳房结核　　　　E. 乳房异常发育症

【正确答案】D　　　　【易错答案】C

【答案分析】乳痨相当于西医学的乳房结核。乳核相当于西医学的乳腺纤维腺瘤。

2.乳痨因其溃后脓液稀薄如痰,又名(　　)
A.妒乳　　　　　　　B.乳痰　　　　　　　C.乳漏
D.乳疬　　　　　　　E.乳毒
【正确答案】B　　　　　　【易错答案】C
【答案分析】乳痨是发生在乳房部的慢性化脓性疾病,因其病变后期常有虚痨表现,故名乳痨。因溃后脓液稀薄如痰,故又名乳痰。发生于乳房部或乳晕部的脓肿溃破后,久不收口而形成管道者,称为乳漏。

3.乳痨好发年龄为(　　)
A.40～60岁　　　　　B.20～40岁　　　　　C.20～25岁
D.20～45岁　　　　　E.25～30岁
【正确答案】B　　　　　　【易错答案】A
【答案分析】乳痨多见于20～40岁的已婚体弱妇女,并常有其他部位的结核病史。乳岩发病年龄一般在40～60岁,绝经期妇女发病率相对较高。

4.乳痨初起内治常用(　　)
A.开郁散合消疬丸加减
B.牛蒡解肌汤加减
C.八珍汤加减
D.海藻玉壶汤加减
E.银花甘草汤加减
【正确答案】A　　　　　　【易错答案】D
【答案分析】乳痨初起为气滞痰凝证,应疏肝解郁,滋阴化痰,用开郁散和消疬丸加减。海藻玉壶汤能理气化痰、软坚散结,适用于肿势皮紧内软,随喜怒而消长,伴性情急躁、痰多而黏者,如肉瘿、气瘿等病。

5.乳痨溃后成漏,治疗主方为(　　)
A.六味地黄丸合清骨散
B.二仙汤合四物汤
C.开郁散合消疬丸
D.十全大补汤合托里消毒饮
E.柴胡疏肝散
【正确答案】A　　　　　　【易错答案】D
【答案分析】乳痨溃后脓出稀薄,夹有败絮样物质,形成窦道,久不愈合,伴潮红内热,干咳痰红,形瘦食少,为阴虚内热证,应养阴清热,应用六味地黄丸合清骨散治疗。六味地黄汤能够滋阴,清骨散能清骨蒸潮热。十全大补汤为气血双补,托里消毒散为益气托毒,所以治疗主方为六味地黄丸合清骨散。

6. 某女，乳发有结块已数月，近来结块处皮色转微红，隐隐作痛，肿块变软，按之应指，伴潮热颧红，盗汗乏力，食少消瘦、舌红、苔黄、脉细数其治则为（ ）
   A. 疏肝清胃，通乳散结　　　B. 清泻肝胆湿火　　　C. 疏肝解郁，化痰软坚
   D. 养阴清热化痰　　　　　　E. 调摄冲任
   【正确答案】D　　　　　　　【易错答案】C
   【答案分析】患者为乳痨，伴有潮热颧红，盗汗乏力，食少消瘦，为阴虚痰热证，应养阴清热，用六味地黄汤合清骨散加减治疗。乳痨初起阶段，乳房肿块形如梅李，不红不热，质地硬韧，不痛或微痛，推之可动，为气滞痰凝证，应疏肝解郁，滋阴化痰，用开郁散合消瘰丸加减治疗。

（二）多选题
乳痨内治主方有（ ）
   A. 开郁散合消瘰丸　　　B. 逍遥散合桃红四物汤　　　C. 六味地黄丸
   D. 清骨散　　　　　　　E. 丹栀逍遥散
   【正确答案】ACD　　　　【易错答案】B、E
   【答案分析】乳痨气滞痰凝证用开郁散合消瘰丸加减治疗，正虚邪恋证用托里消毒散加减治疗，阴虚痰热证用六味地黄汤合清骨散加减治疗。

（三）名词解释
乳痨
   【正确答案】乳痨是发生在乳房部的慢性化脓性疾病，因其病变后期常有虚痨表现，故名乳痨。因溃后脓液稀薄如痰，故又名乳痰。乳痨相当于西医学的乳房结核。
   【易错答案】乳痨是乳房结核疾病。
   【答案分析】注意区别乳痨和乳核的定义。

（四）简答题
乳痨的病因病机
   【正确答案】多因素体阴虚，或气血素亏，复感外邪，肝郁气滞，久郁化火，灼津为痰，痰火凝结而成；或因肺痨、瘰疬、肾痨等继发。
   【易错答案】要点回答不全面。
   【答案分析】病因病机多因肺肾阴虚，或肝郁化火、虚火炼液为痰，痰气互结所致。本节要求理解病因病机这一基本知识点。

附：乳漏

◎ 重点 ◎

1. 乳漏的定义、特点及分类

2. 乳漏的病因病机

3. 乳漏的诊断和辨证论治

◎ 难点 ◎

乳漏的外治方法

常见试题

（一）单选题

1. 下面不属于乳漏的外治法有（　　）

A. 腐蚀法　　　　　　　B. 垫棉法　　　　　　　C. 切开法

D. 挂线法　　　　　　　E. 乳腺区段切除术

【正确答案】E　　　　　【易错答案】C

【答案分析】乳漏的外治疗法包括腐蚀法和垫棉法，其他疗法包括切开疗法和挂线疗法。乳腺区段切除术常用于粉刺性乳痈。

2. 治疗乳漏常用的提脓祛腐药有（　　）

A. 九一丹　　　　　　　B. 生肌散　　　　　　　C. 七三丹

D. 五五丹　　　　　　　E. 白降丹

【正确答案】C　　　　　【易错答案】A

【答案分析】乳漏腐蚀法：先用提脓祛腐药，如八二丹或七三丹药捻，外敷红油膏。九一丹、七三丹与五五丹的区别主要在于石膏与升药的用药比例上，九一丹、八二丹一般用于阳证；七三丹、五五丹一般用于阴证，五五丹药力较为峻猛。

3. 患者，女性，35岁，乳晕部肿痛溃脓反复发作数月，疮口久不收口，伴乳头凹陷，乳窍有豆腐渣样分泌物，伴乏力纳差，舌淡、苔薄、脉细。其诊断为（　　）

A. 乳房部瘘　　　　　　B. 乳晕部瘘　　　　　　C. 乳痨

D. 乳发　　　　　　　　E. 乳痈

【正确答案】B　　　　　【易错答案】A

【答案分析】发生于乳房部或乳晕部的脓肿溃破后，久不收口而形成管道者，称为乳漏。其特点是疮口脓水淋漓，或杂有乳汁或豆腐渣样分泌物，经久不愈。乳晕部漏多发于非哺乳期或非妊娠期的妇女。乳房部漏发病前患有乳痈、乳发溃脓或切开病史。

（二）多选题

乳房部漏发病前可患有（　　）

A. 乳痈　　　　　　　　B. 乳发　　　　　　　　C. 乳癖

D. 乳泣　　　　　　　　E. 乳痨

【正确答案】ABE　　　　【易错答案】C、D

【答案分析】乳房部漏多因乳痈、乳发失治，脓出不畅；或切开不当，损伤乳络，乳汁从疮口溢出，以致长期流脓、溢乳而形成；或因乳痨溃后，身体虚弱，日久不愈所致。

（三）名词解释

乳漏

【正确答案】发生于乳房部或乳晕部的脓肿溃破后，久不收口而形成管道者，称为乳漏。

【易错答案】乳漏是乳房部漏和乳晕部漏。

【答案分析】乳漏的定义是掌握疾病的基础知识点，应认真掌握。

（四）简答题

手术切开、挂线疗法的适应证是什么？如何操作？

【正确答案】

手术切开疗法，适用于浅层漏管。操作方法：消毒、局麻，取有沟槽探针，贯通管道后用剪刀剪开。

挂线疗法，适用于深层漏管。操作方法：消毒、局麻，取球头银丝由疮口探入，顺管道从乳头孔穿出，再取丝线或橡皮筋系于银丝球端，然后退出银丝，将创口端与乳孔端之线拉紧打结，胶布固定。

【易错答案】要点回答不全面。

【答案分析】乳晕部漏多用切开法，或切开挂线法。本节的重点是掌握乳漏的外治法。

第四节　乳癖

◎ 重点 ◎

1. 乳癖的概念与特点
2. 乳癖的病因病机
3. 乳癖的临床表现

◎ 难点 ◎

乳癖的辨证论治

常见试题

（一）单选题

1. 乳癖是乳腺组织（　　）疾病

A. 炎症性　　　　　　　　B. 结核性　　　　　　　　C. 肿瘤性

D. 异常发育性　　　　　　E. 良性增生性

【正确答案】E　　　　　【易错答案】D

【答案分析】乳癖是乳腺组织的既非炎症也非肿瘤的良性增生性疾病。相当于西医的乳腺增生病。乳疬相当于西医学的乳房异常发育症。

2. 下列选项描述不符合乳癖的发病特点的是（　　）
   A. 乳房肿块　　　　　B. 与月经周期和情志相关　　　C. 肿块坚硬如石
   D. 活动度好　　　　　E. 疼痛
   【正确答案】C　　　　【易错答案】D
   【答案分析】乳癖特点是单侧或双侧乳房疼痛并出现肿块，乳痛和肿块与月经周期及情志变化密切相关，乳房肿块大小不等，形态不一，边界不清，质地不硬，活动度好。

3. 乳癖的临床表现常随（　　）而变化
   A. 月经周期　　　　　B. 睡眠好坏　　　　　　　　C. 饮食多少
   D. 运动时间长短　　　E. 昼夜节律
   【正确答案】A　　　　【易错答案】D
   【答案分析】乳癖特点是单侧或双侧乳房疼痛并出现肿块，乳痛和肿块与月经周期及情志变化密切相关，疼痛常在月经前加剧，月经后减轻或随情绪波动而变化，乳房肿块大小不等，形态不一，边界不清，质地不硬，活动度好。

4. 乳房部疾病症见经前乳房胀痛者有（　　）
   A. 内吹乳痈　　　　　B. 乳痈　　　　　　　　　　C. 乳核
   D. 乳癖　　　　　　　E. 乳疬
   【正确答案】D　　　　【易错答案】B
   【答案分析】乳癖特点是单侧或双侧乳房疼痛并出现肿块，乳痛和肿块与月经周期及情志变化密切相关，疼痛常在月经前加剧，经后疼痛减轻，或疼痛随情绪波动而变化。乳痈局部结块红肿热痛，常伴有恶寒发热等全身症状，疼痛与经期无关。

5. 下列选项不是乳癖肿块的常见类型的是（　　）
   A. 片块型　　　　　　B. 结节型　　　　　　　　　C. 分叶型
   D. 混合型　　　　　　E. 弥漫型
   【正确答案】C　　　　【易错答案】E
   【答案分析】乳癖肿块的形态常分为四种类型：片块型、结节型、混合型和弥漫型。

6. 乳癖肝郁痰凝证的内治方剂是（　　）
   A. 二仙汤　　　　　　B. 逍遥散　　　　　　　　　C. 海藻玉壶汤
   D. 逍遥蒌贝散　　　　E. 瓜蒌牛蒡汤
   【正确答案】D　　　　【易错答案】B
   【答案分析】乳癖肝郁痰凝证多见于青壮年妇女，症状随喜怒消长，治疗应疏肝解郁，化痰散结，用逍遥蒌贝散加减治疗。逍遥散能够疏肝解郁，行气活血，适用于肝郁气滞血凝证。

7. 乳房肿块多枚，质地中等，边界不清，常于月经前增大变硬，月经后稍见缩小变软，首

先应考虑为（　　）

  A.乳岩　　　　　　　　　B.乳核　　　　　　　　　C.乳疬

  D.乳癖　　　　　　　　　E.乳痨

  【正确答案】D　　　　　【易错答案】A

  【答案分析】乳癖特点是单侧或双侧乳房疼痛并出现肿块，乳痛和肿块与月经周期及情志变化密切相关，疼痛常在月经前加剧，经后疼痛减轻，或疼痛随情绪波动而变化。乳房肿块大小不等，形态不一，边界不清，质地不硬，活动度好。

  8.患者，女性，26岁，双乳胀痛2月余，月经前1周左右加重，双乳外上象限可触及大小不一肿物，质中，轻触痛，活动度好，双腋下及锁骨上未及肿物。平素心烦易怒，舌红，苔薄黄，脉弦滑。选用下列方剂治疗最合适的是（　　）

  A.逍遥散　　　　　　　　B.逍遥蒌贝散　　　　　　C.二仙汤

  D.八珍汤　　　　　　　　E.海藻玉壶汤

  【正确答案】B　　　　　【易错答案】A

  【答案分析】该患者患有乳癖，证属肝郁痰凝证，治疗应疏肝解郁，化痰散结，用逍遥蒌贝散加减。逍遥散能够疏肝解郁，行气活血，适用于肝郁气滞血凝证。

  9.患者，女性，30岁，乳房胀痛经前期为甚，月经来潮后减轻，伴乳房发现肿块，形态不一，边界清。且腰酸乏力，神疲倦怠，月经延迟，量少色淡。舌淡，苔白，脉沉细。其诊断为（　　）

  A.乳核　　　　　　　　　B.乳癖　　　　　　　　　C.乳疬

  D.乳疽　　　　　　　　　E.乳衄

  【正确答案】B　　　　　【易错答案】A

  【答案分析】乳癖特点是单侧或双侧乳房疼痛并出现肿块，乳痛和肿块与月经周期及情志变化密切相关，疼痛常在月经前加剧，经后疼痛减轻，或疼痛随情绪波动而变化。乳房肿块大小不等，形态不一，边界不清，质地不硬，活动度好。乳核好发于20~25岁青年妇女，乳中结核，形如丸卵，边界清楚，表面光滑，推之活动，肿块一般无疼痛感。

  10.患者，35岁。双乳疼痛，月经前加重，月经后减轻，乳中肿块呈片块及大小不等结节状，随疼痛轻重增大缩小，伴乳头溢水，心烦口苦，舌苔黄，脉弦滑。其内治方剂宜用（　　）

  A.神效瓜蒌散合开郁散　　B.归脾汤合开郁散　　　　C.瓜蒌牛蒡汤

  D.丹栀逍遥散　　　　　　E.逍遥蒌贝散

  【正确答案】E　　　　　【易错答案】A

  【答案分析】双乳疼痛，月经前加重，月经后减轻，乳中肿块呈片块及大小不等结节状，随疼痛轻重增大缩小诊断为乳癖。伴乳头溢水，心烦口苦，舌苔黄，脉弦滑为乳癖肝郁痰凝证，治疗应疏肝解郁，化痰散结，用逍遥蒌贝散治疗。瓜蒌牛蒡汤能够疏肝清胃，通乳消肿，治疗乳痈气滞热壅证。

(二) 多选题

乳癖肿块的特点是（　　）

A. 大小不等　　　　B. 形态不同　　　　C. 边界不清
D. 质地坚硬如石　　E. 推之不动

【正确答案】ABC　　　　【易错答案】D、E

【答案分析】乳癖特点是单侧或双侧乳房疼痛并出现肿块，乳痛和肿块与月经周期及情志变化密切相关，疼痛常在月经前加剧，经后疼痛减轻，或疼痛随情绪波动而变化。乳房肿块大小不等，形态不一，边界不清，质地不硬，活动度好。

(三) 名词解释

乳癖

【正确答案】乳癖是乳腺组织的既非炎症也非肿瘤的良性增生性疾病。相当于西医学的乳腺增生病。

【易错答案】乳癖是良性乳腺纤维瘤。

【答案分析】乳癖的定义是掌握疾病的基础知识点，应认真掌握。

(四) 简答题

1. 乳癖与乳核应从哪几个方面鉴别？

【正确答案】乳癖与乳核主要从发病对象，肿块的数目、大小、形状、疼痛与否及其与月经的关系等方面进行鉴别。凡发于青年女性乳房的单个肿块、卵圆形、界清、与月经无关者多为乳核；而发于中年女性乳房双侧，形状不一、大小不等的多个肿块，伴有乳房胀痛并随月经周期变化者，多为乳癖。

【易错答案】要点回答不全面。

【答案分析】乳癖与乳核都是以乳房肿块为特点，需认真鉴别，认真掌握本知识点有利于疾病的诊断。

2. 如何鉴别乳腺增生病与乳癌？

【正确答案】乳腺增生病发病多为30~40岁的女性，典型表现为乳房疼痛与肿块，疼痛多为经前加重，经后减轻，肿块为大小不等之较硬结节，圆形，双侧均有，一般乳头皮肤腋窝淋巴结无改变，病理检查为良性。而乳癌发病多在40岁以上，乳房疼痛多为晚期发生，肿块表面高低不平，坚硬，移动性差或固定。皮肤可有橘皮样改变，乳头内缩或抬高，腋窝淋巴结可肿大坚硬或粘连固定，病理检查为恶性。

【易错答案】要点回答不全面。

【答案分析】乳癖与乳岩都是以乳房肿块为特点，需认真鉴别，认真掌握本知识点有利于疾病的诊断，也是本节的重点难点。

(五) 论述题

试述乳癖的病变本质、临床特点及中医辨证论治。

【正确答案】

（1）乳癖是乳腺组织的既非炎症也非肿瘤的良性增生性疾病。

（2）临床特点：单侧或双侧乳房疼痛并出现肿块，乳痛和肿块与月经周期及情志变化密切相关。

（3）辨证论治：

①肝郁痰凝型：多见于青壮年妇女。乳房疼痛和肿块随喜怒而消长，伴有胸闷胁胀，善郁易怒，失眠多梦，心烦口苦。苔薄黄，脉弦滑。

治则：疏肝解郁，化痰散结

方药：逍遥蒌贝散加减。

②冲任失调型：多见于中年妇女。乳房肿块月经前加重，经后缓解，伴有腰酸乏力，神疲倦怠，月经失调，两少色淡，或经闭。舌淡，苔白，脉沉细。

治则：调摄冲任。

方药：二仙汤和四物汤加减。

【易错答案】要点回答不全面。

【答案分析】乳癖的病因病机、临床特点及中医辨证论治是本节的基本知识点，也是重点难点，需一一掌握。

（六）病例分析题

患者刘某，女，45岁。乳房胀痛反复3月余，月经前1周左右明显。二便调，纳差，难入睡，梦多，易醒，心烦易怒，口干口苦。舌淡红，苔薄黄，脉弦滑。检查，双侧乳房外上象限可触及大量大小不同的肿块，质地适中，轻触痛，活动度可。右乳外上象限还可触及一花生米大小肿物，表现光滑，活动度好，无触痛。双侧腋下未触及肿大的淋巴结。根据以上资料，要求回答以下问题：

（1）该患者所有疾病的中西医诊断。

（2）诊断依据分别有哪些？

（3）可辨为何证？

（4）写出治法。

（5）请写出你认为合适的代表方剂。

（6）请根据你的代表方和治法，拟出一个内服中药方的药名、药量及用法。

（7）你对该患者平时生活、饮食等有何建议？

【正确答案】

（1）乳癖（乳腺增生症）、乳核（乳腺纤维瘤）。

（2）乳癖特点是单侧或双侧乳房疼痛并出现肿块，乳痛和肿块与月经周期及情志变化密切相关，疼痛常在月经前加剧，经后疼痛减轻，或疼痛随情绪波动而变化。乳房肿块大小不等，形态不一，边界不清，质地不硬，活动度好。

（3）辨证：肝郁痰凝证。

（4）治法：疏肝解郁、化痰散结。

（5）代表方：逍遥蒌贝散（柴胡清肝汤、柴胡桂枝干姜汤）加减。

（6）方药符合辨证、用量得当，用法明确。

（7）提到保持心情舒畅、合理饮食、及时治疗其他病证、定期随访等合理建议。

【易错答案】辨证不准确。

【答案分析】乳癖特点是单侧或双侧乳房疼痛并出现肿块，乳痛和肿块与月经周期及情志变化密切相关，疼痛常在月经前加剧，经后疼痛减轻，或疼痛随情绪波动而变化。乳房肿块大小不等，形态不一，边界不清，质地不硬，活动度好。患者纳差，难入睡，梦多，易醒，心烦易怒，口干口苦。舌淡红，苔薄黄，脉弦滑，证属肝郁痰凝证，应注意与冲任失调证鉴别。

第五节 乳疬

◎ 重点 ◎

乳疬的定义、临床特点及病因病机

◎ 难点 ◎

乳疬的诊断和辨证论治

常见试题

（一）单选题

1.乳疬相当于西医学的（　　）

A.乳腺增生　　　　　　B.乳腺癌　　　　　　C.乳腺纤维瘤

D.乳房结核　　　　　　E.乳房异常发育症

【正确答案】E　　　　　【易错答案】C

【答案分析】乳疬相当于西医学的乳房异常发育症。乳核相当于西医学的乳腺纤维瘤。

2.乳疬的临床特点是（　　）

A.乳晕旁有扁圆形肿块

B.乳晕中央有扁圆形肿块

C.乳房部有扁圆形肿块

D.乳晕部有瘘管

E.乳房部有瘘管

【正确答案】B　　　　　【易错答案】A

【答案分析】乳疬特点是乳晕中央有扁圆形肿块，质地中等，有轻压痛。

3.乳疬是发生于男女儿童或中老年男性的乳房（　　）疾病

A. 炎症性   B. 肿瘤性   C. 结核性
D. 增生性   E. 异常发育性
【正确答案】E   【易错答案】D

【答案分析】乳疬是指男女儿童或中老年男性在乳晕部出现疼痛性结块，相当于西医学的乳房异常发育症。乳癖是乳腺组织的既非炎症也非肿瘤的良性增生性疾病，相当于西医学的乳腺增生病。

4. 中老年乳疬患者临床常见的证型有（ ）
A. 肾气亏虚   B. 肝气郁结   C. 气滞血瘀
D. 冲任失调   E. 痰瘀互结
【正确答案】A   【易错答案】B

【答案分析】乳疬临床常见证型分为肝气郁结和肾气亏虚。肝气郁结多性情急躁，遇事易怒；肾气亏虚多见于中老年人。

5. 患者，男性，55岁，乳晕中央一扁圆形肿块，质中，轻度压痛。伴腰腿酸软，易疲劳，气短，纳差。舌淡，苔白，脉沉弱。其内服方为（ ）
A. 左归丸   B. 右归丸   C. 逍遥散
D. 瓜蒌牛蒡汤   E. 桃红四物汤
【正确答案】B   【易错答案】A

【答案分析】患者诊断为乳疬肾气亏虚证偏于肾阳虚，用右归丸加小金丹，偏于肾阴虚者，用左归丸加小金丹。

6. 患者，女性，5岁。右乳晕处轻微肿胀疼痛，查见乳晕下扁圆形肿块，皮色略深，轻度压痛。其诊断是（ ）
A. 乳核   B. 乳岩   C. 乳癖
D. 乳疬   E. 乳痨
【正确答案】D   【易错答案】A

【答案分析】乳疬是指男女儿童或中老年男性在乳晕部出现疼痛性结块，特点是乳晕中央有扁圆形肿块，质地中等，有轻压痛。乳核好发于20~25岁青年妇女，乳中结核，形如丸卵，边界清楚，表面光滑，推之活动，肿块一般无疼痛感。

（二）多选题

关于乳疬，下列说法正确的有（ ）
A. 肿块多呈扁圆形   B. 好发于青年女性   C. 肿块位于乳晕中央
D. 按之疼痛，可活动   E. 男性不发病
【正确答案】ACD   【易错答案】B、E

【答案分析】乳疬是指男女儿童或中老年男性在乳晕部出现疼痛性结块，特点是乳晕中央有扁圆形肿块，质地中等，有轻压痛。

（三）名词解释

乳疬

【正确答案】乳疬是指男女儿童或中老年男性在乳晕部出现的疼痛性结块。

【易错答案】乳疬是发于青年女性的乳晕部的疼痛性结块。

【答案分析】乳疬好发于男女儿童或中老年男性，乳疬的好发年龄是易错点，应牢记。

（四）简答题

乳疬内治如何辨证论治？

【正确答案】

①肝气郁结证，治宜疏肝散结，方用逍遥蒌贝散加减。

②肾气亏虚证，治宜补益肾气，偏于肾阳虚者，方用右归丸加减；偏于肾阴虚者，方用左归丸加减。

【易错答案】要点回答不全面。

【答案分析】乳疬的辨证论治分为肝气郁结证和肾气亏虚证，其治法及代表方是本节的基本知识点，也是难点，需一一对应掌握。

第六节 乳核

◎ 重点 ◎

1. 乳核的定义、特点及病因病机

2. 乳核的诊断及辨证论治

◎ 难点 ◎

乳核与乳癖、早期乳岩的鉴别

常见试题

（一）单选题

1. 乳核相当于西医学所称的（　　）

A. 乳腺纤维腺瘤　　　　B. 乳房异常发育症　　　　C. 乳腺增生病

D. 乳房结核　　　　　　E. 分叶状囊肉瘤

【正确答案】A　　　　【易错答案】D

【答案分析】乳核相当于西医学的乳腺纤维腺瘤。乳疬相当于西医学的乳房结核。

2. 乳腺纤维瘤的好发年龄是（　　）

A. 15～25岁　　　　　　B. 40～60岁　　　　　　C. 20～40岁

D. 20～25岁　　　　　　E. 60岁以上

【正确答案】D 　　　　　　　　【易错答案】C

【答案分析】乳核是指乳腺小叶内纤维组织和腺上皮的良性肿瘤，相当于西医学的乳腺纤维瘤，其特点是好发于20~25岁青年妇女，乳中结核，形如丸卵，边界清楚，表面光滑，推之活动，肿块一般无疼痛感。乳痨相当于西医学的乳房结核。乳痨多见于20~40岁的已婚体弱妇女，并常有其他部位的结核病史。

3. 关于乳核描述正确的是（　　　）

　　A. 相当于西医乳腺增生　　　B. 坚硬如石　　　C. 容易复发

　　D. 喜缓怒甚　　　　　　　　E. 疼痛

【正确答案】C　　　　　　　　【易错答案】E

【答案分析】乳核是指乳腺小叶内纤维组织和腺上皮的良性肿瘤，相当于西医学的乳腺纤维瘤，其特点是好发于20~25岁青年妇女，乳中结核，形如丸卵，边界清楚，表面光滑，推之活动，肿块一般无疼痛感。

4. 关于乳核，下列说法错误的是（　　　）

　　A. 相当于西医的乳腺纤维瘤

　　B. 一般在月经前出现胀痛

　　C. 多发于20～25岁女性

　　D. 需与乳癌进行鉴别

　　E. 肝气郁结是常见的病机

【正确答案】B　　　　　　　　【易错答案】C

【答案分析】乳核是指乳腺小叶内纤维组织和腺上皮的良性肿瘤，相当于西医学的乳腺纤维瘤，其特点是好发于20~25岁青年妇女，乳中结核，形如丸卵，边界清楚，表面光滑，推之活动，肿块一般无疼痛感，需与乳岩做病理检查鉴别。

5. 患者，女性，20岁，左乳发现2枚肿块已半面，无痛。肿块呈卵圆形，表面光滑，活动，边界清楚，质地坚实。伴情绪抑郁，喜叹息；舌淡苔薄白，脉弦。首先考虑的诊断为（　　　）

　　A. 乳癖　　　　　　　　B. 乳核　　　　　　　　C. 乳痨

　　D. 乳岫　　　　　　　　E. 乳岩

【正确答案】B　　　　　　　　【易错答案】A

【答案分析】乳核好发于20~25岁青年妇女，乳中结核，形如丸卵，边界清楚，表面光滑，推之活动，肿块一般无疼痛感。乳癖特点是单侧或双侧乳房疼痛并出现肿块，乳痛和肿块与月经周期及情志变化密切相关，乳房肿块大小不等，形态不一，边界不清，质地不硬，活动度好。

（二）多选题

乳核的临床特点包括（　　　）

　　A. 乳核如丸卵　　　　　B. 边界清楚　　　　　C. 表面光滑

　　D. 推之活动　　　　　　E. 推之不动

【正确答案】ABCD 　　　　　【易错答案】E

【答案分析】乳核是指乳腺小叶内纤维组织和腺上皮的良性肿瘤,相当于西医学的乳腺纤维瘤,其特点是好发于20~25岁青年妇女,乳中结核,形如丸卵,边界清楚,表面光滑,推之活动,肿块一般无疼痛感。

(三) 名词解释

乳核

【正确答案】乳核是指乳腺小叶内纤维组织和腺上皮的良性肿瘤,相当于西医学的乳腺纤维瘤,其特点是好发于20~25岁青年妇女,乳中结核,形如丸卵,边界清楚,表面光滑,推之活动,肿块一般无疼痛感。

【易错答案】要点回答不全面。

【答案分析】乳核的定义是掌握疾病的基础知识点,应认真掌握。

(四) 病例分析题

患者程某,女,19岁,未婚。左乳房肿块半年余。患者自述半年前发现左乳房内有肿块,未经诊治。现家庭亲属中发现有患乳癌者,故来求治。

检查:左乳房内上有2.5 cm×2.5 cm肿块,质地坚实,表面光滑,活动度好,边界清楚,舌质淡、苔薄白,脉弦。

请答出:诊断;治疗方案。

【正确答案】诊断:乳核。治疗方案:乳核属良性肿瘤,癌变可能性很小,故可先试用中药治疗,连续治疗1~3个月。由于该患者家庭中发现有患乳癌者,故若内治无效,即应考虑手术切除,并做常规病理检查。

【易错答案】治疗方案不恰当。

【答案分析】乳核的治疗是本节的重点,应认真掌握,注意与乳腺癌的鉴别。

第七节　乳岩

◎ 重点 ◎

1. 乳岩的定义、特点与分类
2. 乳岩的病因病机
3. 乳岩的诊断和辨证论治
4. 中医内治及外治方法

◎ 难点 ◎

本病应与乳癖、乳核、乳痨相鉴别

常见试题

（一）单选题

1. 乳岩好发年龄为（　　）
   A. 40～60岁　　　　　　B. 20～40岁　　　　　　C. 20～25岁
   D. 20～45岁　　　　　　E. 25～30岁
   【正确答案】A　　　　　【易错答案】B
   【答案分析】乳岩发病年龄一般在40~60岁，绝经期妇女发病率相对较高。乳痨多见于20~40岁的已婚体弱妇女，并常有其他部位的结核病史。

2. 乳房肿块，质硬不痛，活动度差，首先应考虑为（　　）
   A. 乳岩　　　　　　　　B. 乳核　　　　　　　　C. 乳疬
   D. 乳癖　　　　　　　　E. 乳痨
   【正确答案】A　　　　　【易错答案】D
   【答案分析】乳腺癌的特点是乳房肿块质地坚硬，凹凸不平，边界不清，推之不移，按之不痛，极易与皮肤及周围组织粘连。乳癖乳房肿块大小不等，形态不一，边界不清，质地不硬，活动度好。

3. 经期紊乱，素有经前期乳房胀痛，结块坚硬，舌淡苔薄，脉弦细。此属于乳癌的（　　）
   A. 肝郁痰凝证　　　　　B. 冲任失调证　　　　　C. 正虚毒炽证
   D. 阴虚火旺证　　　　　E. 气滞血瘀证
   【正确答案】B　　　　　【易错答案】A
   【答案分析】乳岩冲任失调证常见于经期紊乱，素有经前期乳房胀痛，或婚后从未生育，或有多次流产史的患者，乳房结块坚硬，舌淡苔白，脉沉细。肝郁痰凝证常见于情志抑郁，或性情急躁的患者，乳房部肿块皮色不变，质硬而边界不清，或伴经前乳房作胀或少腹作胀，苔薄，脉弦。

4. 乳岩与乳腺增生症鉴别，下列选项最具价值的是（　　）
   A. 乳头内陷或抬高　　　B. 乳头溢液　　　　　　C. 乳房内肿块
   D. 乳房疼痛　　　　　　E. 乳房皮色改变
   【正确答案】A　　　　　【易错答案】B
   【答案分析】乳岩乳头可回缩，可有分泌物溢出，血性或水样，多位单孔；乳癖乳头正常，部分有分泌物溢出或挤压后才有，多为乳汁样或浆液样，常为双侧多孔。

5. 某哺乳期患者左乳房的1/2范围结块肿硬1周，色紫红，皮肤毛孔深陷，呈橘皮样改变，全身炎症反应不明显。考虑为（　　）
   A. 乳房结核　　　　　　B. 乳癌　　　　　　　　C. 乳腺炎
   D. 乳腺纤维瘤　　　　　E. 乳腺增生

【正确答案】B 【易错答案】E

【答案分析】患者为哺乳期妇女，乳房肿块质地坚硬，皮肤毛孔深陷，呈橘皮样改变，全身炎症反应不明显，应考虑为乳岩。乳腺增生与皮肤及周围组织不易粘连，皮肤无"酒窝"或"橘皮样"改变。

6. 乳腺癌一旦确诊，如仍未发现远处广泛转移，宜首选的治疗方法是（　　）

A. 内服中药，外敷药膏

B. 内服中药，配合化疗

C. 内服中药，配合放疗

D. 手术切除病灶，再配合其他疗法

E. 单纯手术切除即可

【正确答案】D 【易错答案】B

【答案分析】手术仍是乳腺癌治疗的首选方法，辅助采用化疗、放疗可进一步提高疗效。中医药治疗是乳腺癌综合治疗的重要部分，对晚期患者，特别是手术后患者有良好的调治作用，对放化疗有减毒增效作用，可提高病人生存质量，或延长生存期。

（二）多选题

1. 关于下列乳房疾病，说法正确的有（　　）

A. 乳疬只发生于男性

B. 乳癖常见症状是乳房胀痛

C. 乳岩常见为单侧快速增大的乳房内肿块

D. 乳核可单发或多发，胀痛明显

E. 乳痈相当于西医的乳腺炎

【正确答案】BCE 【易错答案】A、D

【答案分析】乳疬是指男女儿童或中老年男性在乳晕部出现疼痛性结块。乳癖特点是单侧或双侧乳房疼痛并出现肿块，乳痛和肿块与月经周期及情志变化密切相关。乳岩肿块多为单个，形状不规则，边缘不清楚，质地坚硬，生长速度较快。乳核特点是好发于20~25岁青年妇女，乳中结核，形如丸卵，边界清楚，表面光滑，推之活动，肿块一般无疼痛感。乳痈相当于西医学的急性化脓性乳腺炎。

2. 乳癌的临床特点有（　　）

A. 肿块质地坚硬

B. 局部红肿热痛

C. 肿块推之不移，凹凸不平

D. 晚期溃烂，凹似岩穴，凸如泛莲

E. 肿块边界清楚，推之可动

【正确答案】ABCD 【易错答案】E

【答案分析】乳腺癌的特点是乳房肿块质地坚硬，凹凸不平，边界不清，推之不移，按之不痛，极易与皮肤及周围组织粘连，皮肤呈"酒窝"或"橘皮样"改变，乳头可缩回，可有分泌物溢出，血性或水样，晚期溃烂，凸如泛莲或菜花。

（三）名词解释
乳岩
【正确答案】乳岩即乳房部发生的恶性肿瘤。
【易错答案】乳岩是乳房部肿瘤。
【答案分析】乳岩是女性最常见的恶性肿瘤。

（四）简答题
乳岩内治怎样辨证论治？
【正确答案】
①肝郁痰凝证，治宜疏肝解郁、化痰散结，方用神效瓜蒌散合开郁散加减；
②冲任失调证，治宜调摄冲任、理气散结，方用二仙汤合开郁散加减；
③正虚毒炽证，治宜调补气血、清热解毒，方用八珍汤酌加解毒抗癌之品。
【易错答案】要点回答不全面。
【答案分析】乳岩的辨证论治分为肝郁痰凝证、冲任失调证和正虚毒炽证，其治法及代表方是本节的基本知识点，也是难点，需一一对应掌握。

（五）病例分析
患者王某，女，47岁。右乳肿块7年伴增大1个月。患者自述7年前发现双侧乳房内有多个肿块伴疼痛，经不规律治疗，疗效不显著，近一周来患者发现右乳内肿块突然增大迅速且变硬，遂来就诊。

检查：右乳内有3 cm×3.5 cm肿块，质坚硬，活动度不大，边缘欠清，与皮肤无粘连，触之疼痛，舌质淡、苔薄白，脉弦滑。

请答出：拟出进一步诊断及治疗思路。
【正确答案】诊断：乳岩；治疗思路：因患者有乳房肿块7年而突然迅速增大变硬、边缘欠清，故应首疑乳岩，但须作"钼钯X线摄片"等辅助检查以明确诊断。或选择手术方案，切除肿块时，现场冰冻切片作快速病理检查以判断肿块性质和手术切除范围。
【易错答案】要点回答不全面。
【答案分析】根据患者表现，不难诊断为乳腺癌，治疗方法是本节的重点，应认真掌握。

附：乳衄

◎ 重点 ◎

1. 乳衄的定义、特点及病因病机
2. 乳衄的诊断和辨证论治

◎ 难点 ◎

本病应与乳岩、乳癖相鉴别

常见试题

（一）单选题

1. 乳腺导管内乳头状瘤的相应中医病名为（　　）
A. 乳痞　　　　　　　　B. 乳漏　　　　　　　　C. 乳衄
D. 乳岩　　　　　　　　E. 乳瘤
【正确答案】C　　　　　【易错答案】D
【答案分析】乳腺导管内乳头状瘤相当于中医学的乳衄，乳腺癌相当于中医学的乳岩。

2. 乳腺导管内乳头状瘤的多发年龄为（　　）
A. 25～30岁　　　　　　B. 50～70岁　　　　　　C. 40～50岁
D. 10岁左右　　　　　　E. 20～45岁
【正确答案】C　　　　　【易错答案】E
【答案分析】乳腺导管内乳头状瘤相当于中医学的乳衄，本病多发于40～50岁经产妇女。乳癖好发于25～45岁的中青年妇女。

3. 乳腺导管内乳头状瘤的临床特点是（　　）
A. 乳头溢血　　　　　　B. 乳头溢脓　　　　　　C. 乳头溢奶
D. 乳头溢豆腐渣样物　　E. 乳头破碎
【正确答案】A　　　　　【易错答案】D
【答案分析】乳衄是指乳窍不时溢出少量血液。其特点是乳头单个或多个乳孔溢出血性液体，或有乳晕下单发肿块。乳漏特点是疮口脓水淋漓，或杂有乳汁或豆腐渣样分泌物，经久不愈。

4. 患者，女性，50岁，单侧乳头间歇性溢血，色鲜红，溢血之异管口部位恒定，有时乳晕下可扪及质软之肿块，约0.5 cm大小，有时扪不到；伴情绪急躁，夜寐不宁，胸胁胀痛；舌红，苔薄黄，脉弦数。其病机为（　　）
A. 肝脾不和　　　　　　B. 肝郁胃热　　　　　　C. 脾虚血亏
D. 肝郁火旺　　　　　　E. 肝肾不足
【正确答案】D　　　　　【易错答案】C
【答案分析】乳衄是指乳窍不时溢出少量血液，伴有情绪急躁，夜寐不宁，胸胁胀痛，舌红，苔薄黄，脉弦数，为肝火偏旺证。脾虚血亏常伴有多思熟虑，面色少华，神疲倦怠，心悸少寐，纳少。

（二）多选题

治疗乳腺导管内乳头状瘤所致乳衄的常用方剂有（　　）

A. 逍遥蒌贝散　　　　B. 丹栀逍遥散　　　　C. 逍遥散
D. 归脾汤　　　　　　E. 四君子汤

【正确答案】BD　　　　【易错答案】A、C、E

【答案分析】乳腺导管内乳头状瘤所致乳衄常见证治分型为肝火偏旺证和脾虚失统证，肝火偏旺证治疗用丹栀逍遥散加减，脾虚失统证治疗用归脾汤加减。

（三）简答题

简述乳腺导管内乳头状瘤所致乳衄的病因病机。

【正确答案】乳腺导管内乳头状瘤所致乳衄的病因病机为：忧思郁怒，肝郁化火，热伤血络，迫血妄行；思虑伤脾，脾不统血，血失统藏，溢于乳窍。

【易错答案】要点回答不全面。

【答案分析】病因病机多因肝郁伤脾，脾不统血，肝郁化火，迫血妄行所致。本节要求理解病因病机这一基本知识点。

第八章 瘿

◎ 重点 ◎

1. 瘿病的含义与分类
2. 颈部疾病的检查方法

◎ 难点 ◎

颈部疾病的检查方法

常见试题

（一）单选题

1. 瘿病肿块的主要特点是（　　）

   A. 弥漫肿胀　　　　　B. 质地柔软　　　　　C. 随吞咽上下移动

   D. 压痛明显　　　　　E. 肿胀对称

   【正确答案】C　　　　【易错答案】D

   【答案分析】瘿病肿块的特点是颈前结喉两侧漫肿或结块，多数皮色不变，能随吞咽动作而上下移动，逐渐增大，病程缠绵。故当选E。

2. 颈前部位属（　　）所主

   A. 冲脉　　　　　　　B. 任脉　　　　　　　C. 督脉

   D. 肝经　　　　　　　E. 肾经

   【正确答案】B　　　　【易错答案】C

   【答案分析】颈前属任脉所主，任脉起于少腹中极穴之下，沿腹和胸部正中线直上，抵达咽喉，再上至颏部，经过面部进入两目。

3. 以下不是治疗瘿病的含碘药类是（　　）

   A. 海带　　　　　　　B. 黄药子　　　　　　C. 海藻

   D. 昆布　　　　　　　E. 猪靥

   【正确答案】E　　　　【易错答案】C

   【答案分析】海带、海藻、昆布、黄药子等富含碘元素，猪靥含丰富的甲状腺素。

4. 瘿病的治疗方法不包括（　　）
A. 理气解郁法　　　　B. 清热凉血法　　　　C. 养血祛瘀法
D. 化痰软坚散法　　　E. 调和冲任法
【正确答案】B　　　　【易错答案】A
【答案分析】瘿病的辨证治疗要点有：理气解郁法、活血祛瘀法、化痰软坚法、清热化痰法、益气养阴法、调摄冲任法。

5. 瘿之病名首见于（　　）
A.《医宗金鉴》　　　B.《尔雅》　　　　　C.《证治准绳》
D.《外科正宗》　　　E.《千金要方》
【正确答案】B　　　　【易错答案】A
【答案分析】瘿病之名首出《尔雅》。

6. 瘿痈早期应用方剂是（　　）
A. 逍遥散　　　　　　B. 柴胡疏肝汤　　　　C. 龙胆泻肝汤
D. 银翘散　　　　　　E. 牛蒡解肌汤
【正确答案】E　　　　【易错答案】A
【答案分析】瘿痈初起多属风热痰凝证，治宜疏风清热，化痰消痈，故用牛蒡解肌汤加减。

7. 久居水质缺碘地区的瘿病患者，中医认为其病因大多是（　　）
A. 禀赋不足　　　　　B. 山瘴邪气　　　　　C. 气滞血瘀
D. 冲任失调　　　　　E. 痰火郁结
【正确答案】B　　　　【易错答案】A
【答案分析】久居水质缺碘地区的瘿病患者，大多因山瘴邪气而使气血虚少，导致瘀阻成块。

8. 理气解郁法治疗瘿病的代表方是（　　）
A. 海藻玉壶汤　　　　B. 右归饮　　　　　　C. 桃红四物汤
D. 柴胡清肝汤　　　　E. 逍遥散
【正确答案】E　　　　【易错答案】D
【答案分析】肿块漫肿软绵或坚硬如石，发病与精神因素有关，伴胸胁胀痛，舌苔薄白，脉弦滑，如气瘿，治宜理气解郁，逍遥散主之。

9. 瘿病漫肿软绵，发病与精神因素有关，肿块可随喜怒而消长。治宜（　　）
A. 调和冲任　　　　　B. 化痰软坚　　　　　C. 理气解郁
D. 养血祛瘀　　　　　E. 清热化痰
【正确答案】C　　　　【易错答案】D
【答案分析】肿块漫肿软绵或坚硬如石，发病与精神因素有关，伴胸胁胀痛，舌苔薄白，脉弦滑，如气瘿，治宜理气解郁，逍遥散主之。

10. 瘿病肿块色紫坚硬，痛有定处。治宜（　　）

A. 调和冲任 B. 化痰软坚 C. 理气解郁
D. 养血祛瘀 E. 清热化痰
【正确答案】D 【易错答案】C
【答案分析】肿块色紫坚硬，或肿块表面青筋盘曲，或网布红丝，痛有定处，舌质紫暗，有瘀点瘀斑，脉涩或沉细，如石瘿，治宜养血祛瘀，桃红四物汤主之。

（二）多选题

1. 辨治瘿病常用治法有（　　）
   A. 理气解郁 B. 活血祛瘀 C. 化痰软坚
   D. 调和冲任 E. 清热利湿
   【正确答案】ABCD 【易错答案】E
   【答案分析】瘿病常用治法有理气解郁法、活血祛瘀法、化痰软坚法、清热化痰法、益气养阴法、调摄冲任法。

2. 瘿病的病因病机包括（　　）
   A. 痰凝 B. 气滞 C. 血瘀
   D. 冲任失调 E. 气血两虚
   【正确答案】ABCD 【易错答案】E
   【答案分析】瘿病的病因病机是在致病因素的作用下，人体脏腑经络功能失调，气滞、血瘀、痰凝结于颈部。①肝郁气滞；②气虚血瘀；③痰气凝结；④痰火郁结；⑤气阴两虚；⑥冲任失调。

（三）名词解释

瘿
【正确答案】瘿有广义、狭义及现代含义之分，现代含义专指甲状腺肿大或肿块类疾病，属西医学的甲状腺疾病范畴，一般可分为气瘿、肉瘿、石瘿和瘿痈四种。
【易错答案】瘿病的含义论述不全。
【答案分析】瘿是甲状腺疾病的总称，其特征为颈前喉结两侧漫肿，或为结块，或有灼痛，多数皮色不变，能随吞咽动作上下移动，或伴有烦热、心悸、多汗、手颤及女性月经不调，甚至闭经等症状。

第一节　气瘿

◎ **重点** ◎

1. 气瘿的诊断及辨证论治
2. 地方性与非地方性气瘿的区别与发生原因

◎ **难点** ◎

地方性与非地方性气瘿的区别与发生原因

常见试题

（一）单选题

1. 气瘿的临床症状特点是（　　）

   A. 颈部漫肿，肿块柔软无痛，可随喜怒而消长

   B. 颈前结喉一侧结块，柔韧而圆，能随吞咽动作而上下移动，发展缓慢

   C. 结喉两侧结块、肿胀、灼热、疼痛，急性发病

   D. 甲状腺单侧或双侧肿

   【正确答案】A　　　　　　【易错答案】B

   【答案分析】气瘿肿块柔软无痛，可随喜怒而消长。B选项为肉瘿的临床表现。

2. 瘿病漫肿软绵，发病与精神因素有关，肿块可随喜怒而消长。治宜（　　）

   A. 调和冲任　　　　　　B. 化痰软坚　　　　　　C. 理气解郁

   D. 养血祛瘀　　　　　　E. 清热化痰

   【正确答案】C　　　　　　【易错答案】B

   【答案分析】根据题意可知为气瘿，气瘿的最佳治疗方法为理气解郁，其他的治疗方案不为最宜。

3. 气瘿的早期症状是（　　）

   A. 吞咽困难　　　　　　B. 气管移位　　　　　　C. 呼吸困难

   D. 声音嘶哑　　　　　　E. 甲状腺肿大

   【正确答案】E　　　　　　【易错答案】C

   【答案分析】气瘿初起一般全身症状不明显，颈部呈弥漫性肿大，肿势逐渐增加，边缘不清，皮色如常，质软不痛，吞咽时肿块随喉和气管上下移动。

4. 气瘿内治主方为（　　）

   A. 逍遥散　　　　　　　B. 四海舒郁丸　　　　　C. 桃红四物汤

   D. 海藻玉壶汤　　　　　E. 二陈汤

   【正确答案】B　　　　　　【易错答案】A

   【答案分析】气瘿内治主方为四海舒郁丸。

（二）多选题

气瘿的临床特点有（　　）

   A. 颈部弥漫性肿大，不痛不痒

   B. 按之柔软

   C. 活动时呼吸困难

   D. 伴有眼突，手指震颤

   E. 肿块坚硬

【正确答案】AB　　　　　　【易错答案】C、D、E

【答案分析】气瘿初起一般全身症状不明显，颈部弥漫性肿大，肿势逐渐增加，边缘不清，皮色如常，质软不痛，吞咽时肿块随喉和气管上下移动。

（三）名词解释

气瘿

【正确答案】气瘿是颈部漫肿，肿块柔软无痛，可随喜怒而消长的甲状腺肿大性疾病。

【易错答案】回答不全面。

【答案分析】气瘿是甲状腺肿大疾病，其特征是颈部漫肿，肿块柔软无痛，可随喜怒消长。

（四）简答题

气瘿临床如何辨证论治？

【正确答案】①肝郁脾虚证，治宜舒肝解郁、健脾益气，方用四海舒郁丸加减；②肝郁肾虚证，治宜疏肝补肾、调摄冲任，方用四海舒郁丸合右归饮。

【易错答案】证型和治法回答不全面。

【答案分析】肝郁脾虚证颈部弥漫肿大，伴四肢困乏，善太息，气短，纳呆体瘦，面色㿠白；舌质淡红，苔薄，脉弱无力。肝郁肾虚证颈部肿块皮宽质软，伴有神情呆滞，倦怠畏寒，行动迟缓，肢冷，性欲下降；舌质淡，脉沉细。

第二节　肉瘿

◎ **重点** ◎

1. 肉瘿的诊断及辨证论治
2. 肉瘿的手术指征

◎ **难点** ◎

1. 肉瘿的诊断及辨证论治
2. 肉瘿的手术指征

常见试题

（一）单选题

1. 颈前区单个肿块，形如鸡卵，质硬不痛，能随吞咽上下活动。应考虑为（　　）

A. 气瘿　　　　　　B. 肉瘿　　　　　　C. 筋瘿

D. 血瘿　　　　　　E. 石瘿

【正确答案】B　　　　　　【易错答案】E

【答案分析】颈前区单个肿块，形如鸡卵，质硬不痛，能随吞咽上下活动为肉瘿的症状。

2. 治疗肉瘿的代表方剂为（　　）
   A. 海藻玉壶汤　　　　　　B. 四海舒郁丸　　　　　　C. 普济消毒饮
   D. 逍遥丸　　　　　　　　E. 二陈汤合归脾丸
   【正确答案】A　　　　　　【易错答案】B
【答案分析】肉瘿相当于现代医学的甲状腺腺瘤，多因气滞痰凝而成，治疗宜疏肝解郁，软坚散结，代表方剂多选用海藻玉壶汤。

3. 肉瘿常用的治疗原则为（　　）
   A. 化痰软坚，开郁行瘀　　B. 理气解郁，化痰软坚　　C. 理气健脾，化痰软坚
   D. 调摄冲任，化痰软坚　　E. 益气活血，化痰软坚
   【正确答案】B　　　　　　【易错答案】A
【答案分析】肉瘿一般多采用内治，以理气、化痰、散结为主，气滞痰凝证治宜理气解郁，化痰软坚。

4. 肉瘿相当于甲状腺的（　　）
   A. 功能亢进　　　　　　　B. 良性肿瘤　　　　　　　C. 慢性炎症
   D. 恶性肿瘤　　　　　　　E. 单纯性肿大
   【正确答案】B　　　　　　【易错答案】A
【答案分析】肉瘿相当于甲状腺的良性肿瘤。

5. 肉瘿之病名首见于（　　）
   A.《三因极一病证方论》　　B.《医宗金鉴》　　　　　　C.《证治准绳》
   D.《外科正宗》　　　　　　E.《疡科心得集》
   【正确答案】A　　　　　　【易错答案】B
【答案分析】肉瘿之病名首见于宋代陈无择《三因极一病证方论》，清代《医宗金鉴·外科心法要诀·瘿瘤》论述了本病的发病原因。

6. 颈部肿块按之坚实或有囊性感，患处不红不热，咽喉如有梅核堵塞，苔薄腻，脉滑。治宜选方为（　　）
   A. 逍遥散　　　　　　　　B. 桃红四物汤　　　　　　C. 海藻玉壶汤
   D. 右归饮　　　　　　　　E. 柴胡清肝汤
   【正确答案】C　　　　　　【易错答案】B
【答案分析】由于忧思郁怒，气滞痰浊凝结而成，情志抑郁，肝失条达；或脾失运化，痰湿内蕴，气滞湿痰随经络而行，留注于结喉，属肉瘿气滞痰凝证，故用海藻玉壶汤加减。

(二) 多选题

1. 对甲状腺肿大，下列选项是肉瘿（甲状腺瘤）的临床特点的有（　　）
   A. 患部为单个半圆形肿块　B. 患者是60岁男性　　　　C. 肿块光滑，生长缓慢

D.质地坚硬，推之不移　　　　E.质地韧，推之可动

【正确答案】ACE　　　　　　【易错答案】B、D

【答案分析】肉瘿的特点是颈前喉结一侧或两侧结块，柔韧而圆，如肉之团，能随吞咽动作而上下移动，发展缓慢，好发于青年及中年人，女性发病较男性为多。

2.肉瘿的病因病机主要包括（　　　）

A.冲任不调　　　　B.痰浊凝结　　　　C.肝郁气滞
D.瘀血凝结　　　　E.脾虚湿盛

【正确答案】BCD　　　　　　【易错答案】A、E

【答案分析】肉瘿多因肝经郁火留伏激动肝火或情志内伤，肝气郁结而发。①气滞痰凝，情志抑郁则肝失疏泄、气滞血瘀；或忧思郁怒，肝旺侮土，横逆犯胃，脾失健运，运化失司，湿滞、食滞化成痰浊内蕴。②气阴两虚，忧思郁怒，日久耗伤气阴，阴虚火旺，灼津为痰。气、痰、瘀三者合而交结，凝滞为患。

（三）名词解释

肉瘿

【正确答案】肉瘿是以颈前结喉正中附近出现半球形柔软肿块，能随吞咽而上下移动为主要表现的甲状腺良性肿瘤。好发于青年及中年人，女性多见。相当于西医学的甲状腺腺瘤。

【易错答案】肉瘿是甲状腺的良性肿瘤。

【答案分析】回答不全面。

（四）简答题

简述肉瘿的病因病理，辨证和内治。

【正确答案】多由于忧思郁怒，湿痰凝结而成；辨证可见年龄多在40岁以下，女性多于男性，结喉一侧或双侧见单个、光滑，按之不痛，生长缓慢，可随吞咽上下移动的肿块，一般无全身症状。内治宜理气解郁，化痰软坚，用海藻玉壶汤加减。

【易错答案】分析不全面。

【答案分析】肉瘿多因肝经郁火留伏激动肝火或情志内伤，肝气郁结而发。①气滞痰凝，情志抑郁则肝失疏泄、气滞血瘀；或忧思郁怒，肝旺侮土，横逆犯胃，脾失健运，运化失司，湿滞、食滞化成痰浊内蕴。②气阴两虚，忧思郁怒，日久耗伤气阴，阴虚火旺，灼津为痰。气、痰、瘀三者合而交结，凝滞为患。治疗多以理气、化痰、散结为主。

第三节　瘿痈

◎ 重点 ◎

1.瘿痈的病因病机
2.瘿痈的诊断及辨证论治

◎ 难点 ◎

1. 瘿痈的病因病机
2. 瘿痈的诊断及辨证论治

常见试题

（一）单选题

1. 瘿痈的临床特点是（ ）

A. 颈部红、肿、热、痛，疼痛波及耳和枕部

B. 颈侧红、肿、热、痛，部位局限

C. 颈部漫肿，皮色不变，皮宽而软

D. 颈部结块坚硬如石，推之不动

E. 急性发病，颈部弥漫性

【正确答案】A　　　　【易错答案】B

【答案分析】瘿痈的临床特点为结喉两侧结块，色红灼热，疼痛肿胀，甚至化脓，常伴有发热疼痛症状，疼痛波及耳和枕部。

2. 瘿痈的病因为（ ）

A. 气滞　　　　　　B. 痰凝　　　　　　C. 血瘀

D. 肝郁　　　　　　E. 风温、风热夹痰蕴结

【正确答案】E　　　　【易错答案】A

【答案分析】由于风温、风火客于肺胃或内有肝郁胃热，积热上壅，灼津为痰，蕴阻经络导致瘿痈发生。

3. 患者颈部肿胀突然发生，常在寒战、高热后发现颈部迅速肿大，并有局部焮红、灼热、触痛，疼痛波及耳和枕部。应考虑为（ ）

A. 颈痈　　　　　　B. 锁喉痈　　　　　　C. 瘿痈

D. 气瘿　　　　　　E. 石瘿

【正确答案】C　　　　【易错答案】B

【答案分析】瘿痈颈部肿胀多突然发生，常在寒战、高热后发现颈部迅速肿大，并有局部焮红、灼热、触痛，疼痛波及耳和枕部，颈部活动或吞咽时疼痛加重。

4. 瘿痈初期的外治法是（ ）

A. 切开排脓　　　　B. 外敷生肌膏　　　　C. 外敷双柏散

D. 托里透脓　　　　E. 外敷八二丹

【正确答案】C　　　　【易错答案】B

【答案分析】瘿痈初期宜选用金黄散、四黄散、双柏散，用水或蜂蜜调成糊状外敷。

5. 瘿痈的性质是（　　）
 A. 肿瘤性　　　　　　B. 单纯性　　　　　　C. 炎症性
 D. 增生性　　　　　　E. 地方性
【正确答案】C　　　　　　【易错答案】B
【答案分析】瘿痈是甲状腺炎症性疾病。

6. 瘿痈相当于西医学的（　　）
 A. 甲状腺肿　　　　　B. 甲状腺腺瘤　　　　C. 甲状腺功能亢进
 D. 甲状腺增生　　　　E. 急性甲状腺炎
【正确答案】E　　　　　　【易错答案】B
【答案分析】瘿痈是甲状腺炎性疾病，相当于西医学的急性甲状腺炎或亚急性甲状腺炎。

7. 颈部肿块坚实，轻度作胀，重按才感疼痛，其痛常反射至枕部，或有喉间梗塞感，痰多，苔黄腻，脉弦滑。治宜（　　）
 A. 柴胡清肝汤　　　　B. 牛蒡解肌汤　　　　C. 四海舒郁丸
 D. 五味消毒饮　　　　E. 普济消毒饮
【正确答案】A　　　　　　【易错答案】B
【答案分析】内有肝郁胃热，灼津为痰，气滞痰凝，蕴结喉部，故颈前肿块坚实、胀痛；肿甚夹喉，故有喉间梗塞感；苔黄腻、脉弦滑为痰热蕴阻之象。应用柴胡清肝汤加减来疏肝清热，化痰散结。

（二）多选题
瘿痈的临床特点为（　　）
 A. 结喉两侧结块　　　B. 局部肿胀　　　　　C. 灼热
 D. 急性发病　　　　　E. 疼痛
【正确答案】ABCDE　　　【易错答案】漏选。
【答案分析】临床特点：发病前1~2周多有咽痛、鼻塞、头痛、全身酸痛等上呼吸道感染史。突然发病，寒战高热，甲状腺肿大，色红灼热，触痛，疼痛掣引耳后枕部，活动或吞咽时加重，严重者可有声嘶、气促、吞咽困难等。若化脓则胀痛、跳痛，成脓后可出现波动感。常伴有发热、畏寒、口渴、咽干；舌苔黄，脉浮数或滑数。

（三）名词解释
瘿痈
【正确答案】瘿痈是颈部炎症性疾患，其特点为结喉两侧结块、肿胀、灼热、疼痛，急性发病。
【易错答案】解答不全面。
【答案分析】瘿痈是指甲状腺炎症性疾病，其特点是结喉两侧结块、肿胀、灼热、疼痛，发病急骤。相当于西医学的急性或亚急性甲状腺炎。

（四）简答题

瘿痈内治怎样辨证论治？

【正确答案】①风热痰凝证，治宜疏风清热化痰，方用牛蒡解肌汤加减；②气滞痰凝证，治宜清肝理气、化痰散结，方用柴胡清肝汤加味。

【易错答案】证型和治法方药解答不全。

【答案分析】风热痰凝证，证候见颈前肿块红肿灼热，疼痛明显，伴恶寒发热，头痛，口渴，咽干，舌苔薄黄，脉浮数或滑数；气滞痰凝证，证候见局部肿块坚实，皮色不变或微红，轻度作胀，重按才感疼痛，其痛常放射至后枕部，或有喉间哽塞感，痰多，一般无全身症状。

第四节 石瘿

◎ **重点** ◎

石瘿的症状特点

◎ **难点** ◎

石瘿的症状特点

常见试题

（一）单选题

1. 甲状腺癌相当于中医学所称的（　　）

A. 失荣　　B. 疔疮　　C. 气瘿

D. 石瘿　　E. 走黄

【正确答案】D　　【易错答案】C

【答案分析】中医所称的甲状腺癌为石瘿，气瘿是西医学的单纯性甲状腺肿及部分地方性甲状腺肿。

2. 石瘿的临床特点是（　　）

A. 颈前区单个肿块，形如鸡卵，质硬不痛，能随吞咽上下移动

B. 颈前单个肿块，表面凹凸不平，质坚如石，随吞咽动作移动度小

C. 颈前区弥漫性肿块，按之皮宽而软，皮色不变，不痛

D. 结喉处红肿绕喉，根脚散漫，坚硬，灼热，疼痛

E. 急性发病，颈部弥漫性红、肿、热、痛，张口困难

【正确答案】B　　【易错答案】A

【答案分析】石瘿是以颈前肿块坚硬如石，推之不移，凹凸不平为主要表现的恶性肿瘤。颈前区单个肿块，形如鸡卵，质硬不痛，能随吞咽上下移动为肉瘿。

3. 颈前区单个肿块，表面凹凸不平，质坚如石，不随吞咽动作移动。应诊断为（   ）

A. 气瘿　　　　　　　　B. 肉瘿　　　　　　　　C. 筋瘿

D. 血瘿　　　　　　　　E. 石瘿

【正确答案】E　　　　　　　【易错答案】B

【答案分析】石瘿是以颈前肿块坚硬如石，推之不移，凹凸不平为主要表现的恶性肿瘤。

4. 以往有肉瘿病史，突然肿块增大，质地坚硬如石，推之不移，应考虑为（   ）

A. 失荣　　　　　　　　B. 石瘿　　　　　　　　C. 瘿痈

D. 肉瘿　　　　　　　　E. 气瘿

【正确答案】B　　　　　　　【易错答案】A

【答案分析】既往有肉瘿病史，突然肿块增大，质地坚硬如石，推之不移，应考虑为石瘿。

5. 石瘿一旦确诊，早期治疗应（   ）

A. 中药内治　　　　　　B. 中药外敷　　　　　　C. 化疗

D. 放射治疗　　　　　　E. 手术治疗

【正确答案】E　　　　　　　【易错答案】A

【答案分析】石瘿一旦确诊，宜早期手术切除，以求根治。

（二）多选题

1. 关于石瘿，下列说法正确的有（   ）

A. 肿块表面多不平

B. 肿块多坚硬如石

C. 一般可随吞咽动作上下移动

D. 确诊后，一般宜早期手术切除治疗

E. 该病与情志内伤关系比较密切

【正确答案】ABDE　　　　　　【易错答案】C

【答案分析】石瘿特点是结喉一侧或双侧肿块，坚硬如石，高低不平，推之不移，吞咽活动受限，石瘿若早期确诊，及早手术，预后尚好。

2. 石瘿的肿块特点为（   ）

A. 表面凹凸不平　　　　B. 活动度差　　　　　　C. 质地坚硬

D. 生长快，边界不清　　E. 肿块不随吞咽动作上下移动

【正确答案】ABCDE　　　　　【易错答案】易漏选。

【答案分析】石瘿的肿块特点是颈部肿块坚硬不平，或颈前多年存在的肿块迅速增大，变硬，表面高低不平，推之不移，吞咽活动受限。可出现波及耳、枕和肩部的疼痛，肿块可发生压迫症状，引起呼吸困难和吞咽受限。

(三)名词解释

石瘿

【正确答案】石瘿是指颈部结块坚硬如石、不可移动的恶性肿瘤。

【易错答案】回答不全面。

【答案分析】石瘿是指甲状腺的恶性肿瘤,其特点是结喉一侧或双侧肿块,坚硬如石,高低不平,推之不移。

(四)简答题

简述气瘿、肉瘿、石瘿、瘿痈的区别。

【正确答案】(1)气瘿颈部一侧或两侧呈弥漫性肿大,逐渐肿势增加,皮色如常,吞咽时肿块随吞咽动作而上下移动,按之柔软,表面光滑平坦,触之不痛,可随喜怒而消长。

(2)肉瘿的甲状腺肿块多单侧呈球状,质地柔韧,表面光滑,边界清楚。

(3)石瘿多见于青壮年颈部肿块坚硬不平,或颈前多年存在的肿块迅速增大,变硬,表面高低不平,推之不移,吞咽活动受限。可出现波及耳、枕和肩部的疼痛,肿块可发生压迫症状,引起呼吸困难和吞咽受限。

(4)瘿痈是颈部肿胀突然发生,常在寒战、高热后发现颈部肿块迅速增大、焮红、灼热、触痛,颈部活动或吞咽时疼痛加重。

【易错答案】分析不全面。

【答案分析】气瘿相当于西医学的单纯性甲状腺肿及部分地方性甲状腺肿;肉瘿相当于西医学的甲状腺腺瘤或囊肿;瘿痈相当于西医学的急性或亚急性甲状腺炎,石瘿相当于西医学的甲状腺癌。

第九章 瘤、岩

◎ **重点** ◎

瘤、岩的诊断要点

◎ **难点** ◎

瘤、岩的定义、分类及特点。瘤、岩的治疗原则

常见试题

（一）单选题

1.《疡科心得集》中指出，外科亦有"四大绝症"，下列选项不包括在其中的是（　　）

A. 失荣　　　　　　　B. 舌疳　　　　　　　C. 乳岩

D. 肾岩翻花　　　　　E. 锁肛痔

【正确答案】E　　　　【易错答案】B

【答案分析】《疡科心得集》中指出，外科亦有"四大绝症"包括失荣、舌疳、乳岩、肾岩翻花。

2. 瘤的含义是（　　）

A. 寒痰留滞　　　　　B. 瘀血留滞　　　　　C. 热毒留滞

D. 留滞不去　　　　　E. 浊气停留

【正确答案】D　　　　【易错答案】B

【答案分析】瘤是瘀血、痰滞、浊气停留于机体组织间而产生的结块。

3. 软而不硬，皮色淡红者，应考虑为（　　）

A. 肉瘤　　　　　　　B. 气瘤　　　　　　　C. 脂瘤

D. 骨瘤　　　　　　　E. 筋瘤

【正确答案】C　　　　【易错答案】D

【答案分析】软而不硬，皮色淡红者，应考虑为脂瘤。形色紫黑，坚硬如石，疙瘩叠起，推之不移，昂昂坚贴于骨者，应考虑为骨瘤。

4. 气瘤的致病原因是（　　）

A. 寒邪犯肺，忧思伤脾　　　B. 郁怒伤肝，阴虚火旺　　　C. 心火旺盛，脾失健运
D. 肺气失宣，寒痰凝滞　　　E. 肝郁脾虚，气滞痰凝

【正确答案】A　　　　　　　【易错答案】E

【答案分析】肺主气，主一身之表，由于元气不足，肺气失于宣和，以致气滞痰凝，营卫不和，痰气凝聚肌表，积久成形，发为气瘤。

5. 一患者，从1岁起皮下出现四五个肿块，14岁时肿瘤增加至数十个，瘤体按之可瘪，放手即起。应考虑为（　　）

A. 肉瘤　　　　　　　B. 疣　　　　　　　C. 气瘤
D. 脂瘤　　　　　　　E. 血瘤

【正确答案】C　　　　　　　【易错答案】A

【答案分析】好发于躯干部，亦常见于面部及四肢。瘤自皮肤肿起，生长缓慢，为多发性，数目可从数个至千余个不等，大小差异很大，从米粒大至拳头大，质地或硬或软，但多数质软，用手指压之凹陷，去除压力后即能弹起。部分头颈及四肢部的多发性气瘤可见局部皮肤、皮肤下组织水肿，过度增生、增厚、发硬而失去弹性。

6. 关于瘤、岩，下列说法错误的是（　　）

A 中医外科学的瘤多指体表良性肿瘤
B. 岩主要病机是正气不足
C. 瘤岩病因病机的特点是本虚而标实
D. 岩常质地坚硬，表面常凹凸不平
E. 中医外科学的肾岩相当于现代医学中肾脏的恶性肿瘤

【正确答案】E　　　　　　　【易错答案】C

【答案分析】肾岩相当于现代医学中的阴茎癌。

7. 脂瘤相当于西医学的（　　）

A. 脂肪瘤　　　　　　　B. 皮脂腺囊肿　　　　　　　C. 皮脂腺瘤
D. 纤维瘤　　　　　　　E. 脂肪堆积

【正确答案】B　　　　　　　【易错答案】E

【答案分析】脂瘤相当于西医学的皮脂腺囊肿。

（二）多选题

1. 岩的临床特点为（　　）

A. 局部肿块坚硬，凹凸不平
B. 皮色不变，推之不移
C. 溃烂后如翻花石榴子，色紫恶臭
D. 晚期常疼痛剧烈，难于治愈
E. 以上都不对

【正确答案】ABCD　　　　　　　【易错答案】E

【答案分析】岩的临床特点为：局部肿块坚硬，凹凸不平，皮色不变，推之不移，溃烂后如翻花石榴子，色紫恶臭，晚期常疼痛剧烈，难于治愈。

2. 以下疾病属于恶性肿瘤的是（　　）
A. 肾岩　　　　　　　B. 石瘿　　　　　　　C. 锁肛痔
D. 失荣　　　　　　　E. 血瘤
【正确答案】ABCD　　　　　【易错答案】E
【答案分析】血瘤属于良性肿瘤。

3. 体表良性肿瘤的治疗方法主要为（　　）
A. 行气散结　　　　　B. 散瘀消肿　　　　　C. 化痰散结
D. 疏风清热　　　　　E. 清热利湿
【正确答案】ABC　　　　　【易错答案】D、E
【答案分析】体表良性肿瘤的治疗方法主要为行气散结、散瘀消肿、化痰散结。

4. 瘤的病因病机包括（　　）
A. 脏腑功能失调
B. 阴阳气血亏虚
C. 寒热、瘀血、浊气、痰滞聚结
D. 热毒痹阻肌肤
E. 外感热邪
【正确答案】ABC　　　　　【易错答案】D、E
【答案分析】瘤的病因病机包括脏腑功能失调、阴阳气血亏虚、寒热、瘀血、浊气、痰滞。

（三）简答题

在岩的治疗中，怎样掌握扶正与祛邪的关系？

【正确答案】①扶正，即扶正固本；祛邪，即用峻猛攻坚解毒药物，消除癌毒，使局部气血恢复调和，包括内服药、手术切除、外用药物治疗。②根据病情的虚实而定攻补。正虚不能攻伐者，扶正为主，祛邪为辅。③癌症早期，正气未衰，重在祛邪，但不可伤正；中期，正虚邪实，邪正相持，宜攻补兼施；晚期，正气已衰，不任攻伐，或已远处转移，不宜攻伐，宜扶正调理为主，或少佐祛邪。

【易错答案】要点回答不全。

【答案分析】岩的治疗扶正与祛邪都应有所照顾。

第一节　血瘤

◎ **重点** ◎

血瘤的诊断及辨证论治，血瘤生长类型、体积大小、部位深浅与治疗方法及预后的差别

◎ **难点** ◎

内治及外治方法

常见试题

(一) 单选题

1. 一患者,面颊部肿块如蛋大,质软如绵,表面紫红,按之缩小褪色,放手即复原状。应考虑为( )

   A. 气瘤　　　　　　　　B. 筋瘤　　　　　　　　C. 血瘤

   D. 肉瘤　　　　　　　　E. 丹毒

   【正确答案】C　　　　　【易错答案】E

   【答案分析】丹毒表现为患处皮肤突然发红成片,色入涂丹的急性感染性疾病,特点为病起突然,恶寒发热,局部皮肤忽然变赤,色如丹涂脂染掀红灼热,边界清楚。血瘤表现为肿块如蛋大,质软如绵,表面紫红,按之缩小褪色,放手即复原状。

2. 血瘤与下列选项关系较为密切的是( )

   A. 分囊状、条状两型

   B. 湿痰内生、气血凝结而成

   C. 病变局部色泽鲜红或暗紫

   D. 在出生后不久出现

   E. 瘤的大小随年龄增大而增长

   【正确答案】C　　　　　【易错答案】E

   【答案分析】瘤生长缓慢,一般没有自觉症状,不会随着年龄的增大而增大。病变局部色泽鲜红或者暗紫。

3. 血瘤的产生与下列脏腑关系密切的是( )

   A. 心、肝、肾　　　　　B. 肺、脾、肾　　　　　C. 心、肺、脾

   D. 肝、胆、胃　　　　　E. 肝、胆、脾

   【正确答案】A　　　　　【易错答案】D

   【答案分析】血瘤的产生与心、肝、肾关系密切。

4. 中医认为血瘤的发生与下列因素关系最密切的是( )

   A. 外伤　　　　　　　　B. 风　　　　　　　　　C. 湿

   D. 外感　　　　　　　　E. 火

   【正确答案】E　　　　　【易错答案】C

   【答案分析】血瘤发病多见鲜红或者紫色,故多与火邪为患有关。

5. 中医肉瘤的性质是( )

A. 恶性肿瘤 B. 脂肪组织 C. 肌肉肿瘤
D. 单纯肥胖 E. 良性肿瘤

【正确答案】E 【易错答案】B

【答案分析】肉瘤是由于脂肪组织过度增生而形成的良性肿瘤,特点是柔软似棉,肿似馒,皮色不变,不紧不宽,如肉之隆起,相当于西医学的脂肪瘤。

(二)多选题

1. 血瘤的特点是( )

A. 局部色泽鲜红或紫暗 B. 局限性柔软的肿块 C. 多在青春期发病
D. 肿块触之如海绵状 E. 按之颜色可褪色

【正确答案】ABDE 【易错答案】C

【答案分析】血瘤病变局部色泽鲜红或者紫,可呈局限性柔软肿块状,边界清楚或者尚清楚,触之如海绵。

2. 血瘤临床辨治常分为( )

A. 心火妄动 B. 脾虚痰凝 C. 肾伏郁火
D. 肝经火旺 E. 气滞血瘀

【正确答案】ACD 【易错答案】B、E

【答案分析】血瘤临床分型包括心肾火毒证、肝经火旺证、脾失统血证。

(三)论述题

血瘤内治如何辨证论治?

【正确答案】①心肾火毒证,治宜清心泻火解毒,方用芩连二母丸合凉血地黄汤加减;②脾失统血证,治宜健脾化湿解毒,方用顺气归脾丸加减;③肝经火旺证,治宜清肝凉血祛瘀,方用清肝芦荟丸合丹栀逍遥散加减。

【易错答案】要点回答不全面。

【答案分析】血瘤包括心肾火毒证、脾失统血证、肝经火旺证。

第二节 肉瘤

◎ **重点** ◎

肉瘤的特点与诊断

◎ **难点** ◎

肉瘤的定义、特点及与西医肉瘤的本质区别

常见试题

(一) 单选题

1. 患者,男性,45岁,背部肿块如核桃大,质软如绵,皮色正常,按之不紧不宽,如肉之隆起,活动度好,无压痛。应考虑为(　　)
   A. 气瘤　　　　　　　B. 筋瘤　　　　　　　C. 血瘤
   D. 肉瘤　　　　　　　E. 肉瘿
   【正确答案】D　　　　【易错答案】C
   【答案分析】肉瘤特点是柔软似棉,肿似馒,皮色不变,不紧不宽,如肉之隆起。血瘤病变局部色泽鲜红或者紫,可呈局限性柔软肿块状,边界清楚或者尚清楚,触之如海绵。

2. 一肿块质地柔软,呈分叶状,皮色不变,推之可移动。应诊断为(　　)
   A. 血瘤　　　　　　　B. 肉瘤　　　　　　　C. 脂瘤
   D. 气瘤　　　　　　　E. 筋瘤
   【正确答案】B　　　　【易错答案】D
   【答案分析】血瘤病变局部色泽鲜红或者紫,可呈局限性柔软肿块状,边界清楚或者尚清楚,触之如海绵,呈分叶状,无压缩性。气瘤是以皮肤间发生单个或多个柔软肿核,按之凹陷,放手凸起,状若有气,皮色如常或有褐色斑为主要表现的肿瘤性疾病。相当于西医学的多发性神经纤维瘤。

3. 肝郁痰凝型肉瘤宜用该方加减治疗的是(　　)
   A. 十全流气饮　　　　B. 海藻玉壶汤　　　　C. 逍遥散
   D. 十全大补汤　　　　E. 柴胡疏肝散
   【正确答案】A　　　　【易错答案】B
   【答案分析】肝郁痰凝型肉瘤宜用化坚二陈丸合十全流气饮加减。

第三节　筋瘤

◎ **重点** ◎

筋瘤的定义、临床特点及病因病机

◎ **难点** ◎

筋瘤的诊断和辨证论治

常见试题

(一) 单选题

筋瘤的好发部位是(　　)

A. 上肢   B. 下肢   C. 躯干
D. 四肢   E. 头面部

【正确答案】B   【易错答案】D

【答案分析】筋瘤好发于下肢，相当于西医学的下肢静脉曲张。

（二）多选题

筋瘤临床上可分为（ ）

A. 外伤瘀滞证   B. 劳倦伤气证   C. 热毒蕴结证
D. 寒湿凝筋证   E. 湿热下注证

【正确答案】ABD   【易错答案】C、E

【答案分析】筋瘤临床上分为劳倦伤气证、寒湿凝筋证和外伤瘀滞证三种。

（三）简答题

试述筋瘤的病因病机。

【正确答案】肝肾虚亏，火旺血燥，筋脉失养而薄弱，扩张充盈，屈曲交错成瘤；或长期站立负重；或多次妊娠，气滞血瘀，筋脉纵横，血壅于下，结成筋瘤；或受风寒、淋雨，寒湿侵袭，凝结筋脉，筋挛血瘀，结块成瘤。

【易错答案】分析不全面。

【答案分析】筋瘤的病因病机是本节的重点，应认真掌握。

第四节　失荣

◎ 重点 ◎

失荣的诊断和辨证论治规律

◎ 难点 ◎

失荣与瘰疬相鉴别

常见试题

（一）单选题

1. 患者颈部肿块逐渐增大，微微作痛，皮色紫暗，形体逐日消瘦，舌淡暗，苔白，脉弦缓。此属于失荣的证型是（ ）

A. 肝郁痰结   B. 气血两亏   C. 痰毒凝结
D. 气虚痰凝   E. 脾肾阳虚

【正确答案】D   【易错答案】A

【答案分析】形体逐日消瘦；舌淡暗苔白，脉弦缓，属于气虚痰凝。肝郁痰结多表现为情志抑郁，苔薄白，脉弦滑。

2.患者颈部肿块，起病缓慢，初起结块质软，推之活动，溃后有脓及豆渣状物。首先应考虑是（　　）

　A.失荣　　　　　　　　B.肉瘿　　　　　　　　C.臖核
　D.瘰疬　　　　　　　　E.瘿瘤

【正确答案】D　　　　　　【易错答案】A

【答案分析】瘰疬又称老鼠疮，生于颈部的一种感染性外科疾病。在颈部皮肉间可扪及大小不等的核块，互相串连，其中小者称瘰，大者称疬，统称瘰疬，俗称疬子颈。多见于青少年及原有结核病者，好发于颈部、耳后，也有的缠绕颈项，延及锁骨上窝、胸部和腋下。

（二）多选题

失荣的临床特征有（　　）

　A.颈部肿块坚硬如石　　B.皮色不变　　　　　　C.身体逐渐消瘦
　D.推之不移　　　　　　E.肿块质软，推之可动

【正确答案】ABCD　　　　【易错答案】E

【答案分析】失荣是以颈部肿块坚硬如石，推之不移，皮色不变，面容憔悴，形体消瘦，状如树木失去荣华为主要表现的肿瘤性疾病。

（三）简答题

失荣内治怎样辨证论治？

【正确答案】①肝郁痰结证，治宜舒肝解郁、化痰散结，方用开郁散加减；②痰毒凝结证，治宜祛寒温阳、化痰散结，方用阳和汤加减；③气虚痰凝证，治宜益气养荣、化痰散结，方用补中益气汤合海藻玉壶汤加减；④气血两亏证，治宜调补气血，方用香贝养荣汤加减。

【易错答案】证型回答不全面。

【答案分析】失荣分型包括肝郁痰结证、痰毒凝结证、气虚痰凝证、气血两亏证。

第五节　肾岩

◎ **重点** ◎

早期肾岩的诊断。

◎ **难点** ◎

肾岩的辨证论治

常见试题

(一) 单选题

1.患者阴茎部溃烂,如翻花石榴,肿胀疼痛,有血样渗出物,味臭。舌红或红绛,苔黄腻,脉弦滑数。此属于肾岩的证型是（　　）

A.肝郁痰凝型　　　　B.阴虚火旺型　　　　C.气血两虚型
D.肝经湿毒型　　　　E.脾虚湿盛型

【正确答案】D　　　　【易错答案】A

【答案分析】阴茎部溃烂,如翻花石榴,肿胀疼痛,有血样渗出物,味臭。舌红或红绛,苔黄腻,脉弦滑数。此属于肾岩的肝经湿毒型。阴茎、冠状沟附近有丘疹、结节、疣状肿物,逐渐肿大,溃后渗流滋水或血水,或有痛痒;舌苔薄白或白腻,脉弦或滑,属于肾岩肝郁痰凝证。

2.患者阴茎部溃烂,但无脓,仅有黑暗血水,难腐难脱,舌暗红,少苔,脉细数。治宜选方（　　）

A.散肿溃坚汤　　　　B.龙胆泻肝汤　　　　C.当归补血汤
D.知柏地黄丸　　　　E.黄连解毒汤

【正确答案】D　　　　【易错答案】C

【答案分析】知柏地黄丸适用于肾岩的阴虚火旺证;当归补血汤适用于肾岩的气血两虚证。

(二) 简答题

肾岩内治怎样辨证论治?

【正确答案】①肝郁痰凝证,治宜疏肝解郁、化痰散结,方用散肿溃坚汤加减;②肝经湿毒证,治宜清热利湿、泻火解毒,方用龙胆泻肝汤加减;③阴虚火旺证,治宜滋阴降火,方用知柏地黄丸加减;④气血两虚证,治宜补益气血、和胃健脾,方用当归补血汤合香砂六君子汤加减。

【易错答案】要点回答不全面。

【答案分析】肾岩分型包括肝郁痰凝证、肝经湿毒证、阴虚火旺证、气血两虚证。

第十章　皮肤及性传播疾病

◎ **重点** ◎

原发性和继发性皮损的形态特征及辨证规律；皮肤病的常用内治法及方剂；外用药的剂型和使用原则

◎ **难点** ◎

皮肤的结构、功能、脏腑经络与皮肤的关系；皮肤病的各种致病因素；各种病因的致病特点

常见试题

（一）单选题

1. 以下选项不是湿邪所致皮肤病的特点的是（　　）

　A. 瘙痒　　　　　　　　B. 疱疹　　　　　　　　C. 糜烂

　D. 红斑　　　　　　　　E. 渗液

【正确答案】D　　　　　【易错答案】C

【答案分析】红斑多因热邪导致，湿邪导致的皮肤病的特点是疱疹、渗液、糜烂、瘙痒。

2. 风邪所致皮肤病的特点是（　　）

　A. 泛发，骤起骤退，游走不定

　B. 色红、灼热，高出肌肤，抓之出血

　C. 色白、起疹，痒如虫行

　D. 干燥、肥厚、脱屑，缠绵难愈

　E. 常伴有身热口渴、苔黄脉数等

【正确答案】A　　　　　【易错答案】D

【答案分析】风邪所致皮肤病的特点是泛发，骤起骤退，游走不定，剧烈瘙痒。

3. 能清凉、止痒、保护、干燥、消斑解毒的皮肤病外用药剂型是（　　）

　A. 溶液　　　　　　　　B. 粉剂　　　　　　　　C. 油剂

　D. 洗剂　　　　　　　　E. 软膏

【正确答案】D　　　　　【易错答案】C

【答案分析】能清凉、止痒、保护、干燥、消斑解毒的皮肤病外用药剂型是洗剂。油剂具有润泽保护、解毒收敛、止痒生肌、软化痂皮的作用。

4. 皮损表现为苔藓样变，最适宜选用的剂型是（　　）
A. 溶液　　　　　　　　B. 洗剂　　　　　　　　C. 粉剂
D. 油剂　　　　　　　　E. 软膏
【正确答案】E　　　　　　【易错答案】D
【答案分析】皮损表现为苔藓样变，最适宜选用的剂型是软膏。油剂适用于渗液、糜烂很少，红肿减轻，有鳞屑和结痂者。

5. 下列选项是原发性皮肤损害的是（　　）
A. 鳞屑　　　　　　　　B. 糜烂　　　　　　　　C. 痂
D. 水疱　　　　　　　　E. 皲裂
【正确答案】D　　　　　　【易错答案】A
【答案分析】原发性皮肤损害包括斑疹、丘疹、风团、结节、疱疹、脓疱；继发性皮损包括鳞屑、糜烂、溃疡、痂、抓痕、皲裂、苔藓样变、瘢痕、色素沉着、萎缩。

（二）多选题

下列选项中，热邪所致皮肤病临床多见的是（　　）
A. 皮色鲜红，灼热　　　B. 糜烂、脓疱　　　　　C. 作痒、疼痛
D. 遇热加重　　　　　　E. 皮疹色白
【正确答案】ABCD　　　　【易错答案】漏选B。
【答案分析】热邪所致皮肤病皮色鲜红、灼热、糜烂、脓疱、作痒、疼痛，遇热加重。

（三）名词解释

原发性皮损

【正确答案】是指皮肤病在其病变过程中，直接发生及初次出现的皮损，有斑疹、丘疹、风团、结节、疱疹等。

【易错答案】是指皮肤上出现的原发性皮损。

（四）论述题

简述皮肤病的外用药物使用原则。

【正确答案】①要根据病情阶段用药：A. 皮肤炎症在急性阶段，若仅有红斑、丘疹、水疱而无渗液宜用洗剂、粉剂、乳剂；若有大量渗液或明显红肿，则用溶液湿敷为宜。B. 皮肤炎症在亚急性阶段渗液与糜烂很少，红肿减轻，有鳞屑和结痂，则用油剂为宜。C. 皮肤炎症在慢性阶段，有浸润肥厚、角化过度时，则用软膏为主。②注意控制感染：有感染时先用清热解毒、抗感染制剂控制感染，然后再针对原来皮损选用药物。③用药宜先温和后强烈：先用性质比较温和的药物，尤其是儿童或女性患者不宜采用刺激性强、浓度高的药物。面部、阴部皮肤慎用刺激性强的药物。④用药浓度宜先低后浓：先用低浓度制剂，根据病情需要再提高浓度。一般急性皮肤病用药宜温和安抚，顽固性

慢性皮损可用刺激性较强和浓度较高的药物。⑤随时注意药敏反应：一旦出现过敏现象，应立即停用，并给予及时处理。⑥外用软膏时需注意：外涂软膏在第二次涂药时，需用棉花蘸上各种植物油或液状石蜡轻轻揩去上一次所涂的药膏，然后再涂药膏，切不可用汽油或肥皂、热水擦洗。

【易错答案】要点回答不全面。

【答案分析】外用药物使用时要分病情阶段具体用药。

第一节 热疮

◎ **重点** ◎

本病的定义、病因病机、临床特点、辨证论治和预防调护

◎ **难点** ◎

与蛇串疮、黄水疮相鉴别

常见试题

（一）单选题

1. 单纯疱疹典型皮损为（ ）
   A. 簇集性水疱　　　　　B. 散在性水疱　　　　　C. 簇集性脓疱
   D. 散在性脓疱　　　　　E. 红斑、丘疹、疱疹

【正确答案】A　　　　　　【易错答案】C

【答案分析】单纯性疱疹皮损初期为红斑，灼热痒，继而形成针头大小簇急成群的水疱，内含透明浆液，破裂后露出糜烂面，逐渐干燥，结痂容易脱落而愈。

2. 唇缘部有绿豆大小水疱，成集簇状，有痒和烧灼感。病为（ ）
   A. 热疮　　　　　　　　B. 脓疱疮　　　　　　　C. 蛇串疮
   D. 疥疮　　　　　　　　E. 湿疹

【正确答案】A　　　　　　【易错答案】C

【答案分析】蛇串疮表现为患处常首先出现潮红斑，很快出现粟粒至黄豆大小的丘疹，簇状分布而不融合，继之迅速变为水疱，疱壁紧张发亮，疱液澄清，外周绕以红晕，各簇水疱群间皮肤正常；皮损沿某一周围神经呈带状排列，多发生在身体的一侧，一般不超过正中线。

3. 先于躯干出现一甲盖大小玫瑰色斑片，表面细小鳞屑，1 周后躯干、四肢成批出现形状一致小斑片，长轴与皮纹走向一致。应首先考虑诊断为（ ）
   A. 紫白癜　　　　　　　B. 圆癣　　　　　　　　C. 风热疮
   D. 白疕　　　　　　　　E. 白屑风

【正确答案】C　　　　　　　【易错答案】E

【答案分析】白屑风是以皮肤油腻光亮、瘙痒潮红，或白屑叠起，脱去再生为特征的常见皮肤病。油脂分泌主要发生在皮脂腺丰富的头皮、颈背和颜面的眉弓、鼻唇沟、耳轮前后等处，鼻部毛囊口开大，能挤出白色粉汁，头皮脱屑很多，或有潮红、糜烂、流滋、结黄色痂片。多见于青壮年，或在乳儿期发生。

（二）多选题

患者，女，20岁，双面颊部起红斑、丘疹、少量渗液，伴瘙痒3天就诊，下列错误的治疗是（　　）

A. 红灵酒　　　　　　B. 炉甘石洗剂　　　　　　C. 黄柏溶液湿敷

D. 三黄洗剂　　　　　E. 醋酸地塞米松软膏

【正确答案】AE　　　　　　【易错答案】B、C、D

【答案分析】热疮外治疗法局部外用药以清热解毒、燥湿收敛为主。

第二节　蛇串疮

◎ 重点 ◎

临床特点和辨证论治

◎ 难点 ◎

本病的定义和病因病机

常见试题

（一）单选题

1. 带状疱疹的临床特征是（　　）

A. 皮疹多形性，无一定部位

B. 皮损为簇集性水疱，呈带状分布

C. 皮损红斑有鳞屑

D. 在潮红的基础上出现脓疱，无疼痛

E. 粟粒大小的丘疹

【正确答案】B　　　　　　【易错答案】C

【答案分析】带状疱疹皮损为簇集性水疱，呈带状分布。

2. 患者，男，28岁，4天前左前臂部皮肤疼痛，昨日起左前臂外侧、手背及拇食指背侧皮肤起红斑、丘疹、水疱，痛如火燎。该病诊断为（　　）

A. 单纯疱疹　　　　　　B. 脓疱疮　　　　　　C. 带状疱疹

D. 疥疮　　　　　　　　E. 湿疹

【正确答案】C 　　　　　　　　　【易错答案】B

【答案分析】带状疱疹特点是皮肤上成簇水疱、红斑、丘疱疹累累如串珠，排列成带状，沿单侧周围神经分布区出现，痛如火燎。脓疱疮俗称"黄水疮"，是一种常见的、通过接触传染的浅表皮肤感染性疾病，以发生水疱、脓疱，易破溃结脓痂为特征。根据临床表现不同，分为大疱性脓疱疮和非大疱性脓疱疮两种类型。

3. 带状疱疹疼痛较剧者多见于（　　）
　A. 中年人　　　　　　　B. 儿童　　　　　　　C. 老年人
　D. 体瘦者　　　　　　　E. 妇女

【正确答案】C 　　　　　　　　　【易错答案】B

【答案分析】带状疱疹好发于成人，老年人病情、疼痛尤甚。

4. 蛇串疮的病因病机主要为（　　）
　A. 热毒蕴结　　　　　　B. 风火相扇　　　　　　C. 湿热蕴结
　D. 肝火与湿热搏结　　　E. 脾经湿热外溢

【正确答案】D 　　　　　　　　　【易错答案】A

【答案分析】蛇串疮的病因病机主要为肝火与湿热搏结。

5. 蛇串疮的自觉症状特征为（　　）
　A. 瘙痒　　　　　　　　B. 奇痒　　　　　　　　C. 微痒
　D. 患部神经痛明显　　　E. 灼痛

【正确答案】D 　　　　　　　　　【易错答案】A

【答案分析】蛇串疮的自觉症状特征为患部神经痛明显。

6. 蛇串疮的治则是（　　）
　A. 泻肝火，利湿热　　　B. 清热解毒，凉血祛瘀　　　C. 清暑解毒化湿
　D. 健脾渗湿　　　　　　E. 疏风清热化湿

【正确答案】A 　　　　　　　　　【易错答案】C

【答案分析】蛇串疮的治则是泻肝火，利湿热。

7. 蛇串疮水疱未破宜外用（　　）
　A. 四黄膏外敷　　　　　B. 青黛膏外敷　　　　　C. 黄柏液湿敷
　D. 玉露膏外敷　　　　　E. 炉甘石洗剂外搽

【正确答案】D 　　　　　　　　　【易错答案】C

【答案分析】蛇串疮水疱未破宜外用玉露膏外敷。水疱破后用黄连膏、四黄膏或青黛膏外涂。

8. 患者，男，60岁。腰胁部出现红色成簇丘疹、水疱3天，疼痛剧烈；舌红苔薄，脉弦数。应首先考虑的是（　　）
　A. 瘾疹　　　　　　　　B. 热疮　　　　　　　　C. 丹毒
　D. 药毒　　　　　　　　E. 蛇串疮

【正确答案】E 　　　　　【易错答案】B

【答案分析】热疮初起红斑，灼热而痒，继之形成针头大小簇集成群的水疱，内含透明浆液。

（二）名词解释

蛇串疮

【正确答案】蛇串疮是一种皮肤上出现成簇水疱，呈带状分布，痛如火燎的急性疱疹性皮肤病。

【易错答案】皮肤上出现的形如蛇形的皮肤病。

【答案分析】病变皮肤出现簇集成群水疱，沿一侧周围神经呈带状分布。有明显的神经痛，伴局部淋巴结肿大。中间皮肤正常。

（三）简答题

带状疱疹的主要临床特点是什么？

【正确答案】带状疱疹的主要临床特点是：①皮损表现：蛇串疮皮损多沿一侧周围神经分布区出现，皮肤上出现红斑、水疱或丘疱疹，累累如串珠，排列成带状；②主要症状：局部疼痛，多表现为刺痛。

【易错答案】要点回答不全面。

【答案分析】发疹前可有轻度乏力、低热、纳差等全身症状，患处皮肤自觉灼热感或者神经痛，触之有明显的痛觉敏感，持续1~3天，亦可无前驱症状即发疹。好发部位依次为肋间神经、颈神经、三叉神经和腰骶神经支配区域。患处常首先出现潮红斑，很快出现粟粒至黄豆大小的丘疹，簇状分布而不融合，继之迅速变为水疱，疱壁紧张发亮，疱液澄清，外周绕以红晕，各簇水疱群间皮肤正常；皮损沿某一周围神经呈带状排列，多发生在身体的一侧，一般不超过正中线。神经痛为本病特征之一，可在发病前或伴随皮损出现，老年患者常较为剧烈。病程一般2~3周，水疱干涸、结痂脱落后留有暂时性淡红斑或色素沉着。

（四）论述题

蛇串疮如何辨证论治？

【正确答案】：①肝经湿热型：皮疹鲜红，疱壁紧张，灼热刺痛，口苦咽干，烦躁易怒，大便干结，小便短赤，皮疹多发于胸胁和头面，舌质红，苔黄或黄腻，脉弦数。治宜清热利湿，解毒止痛；方用龙胆泻肝汤加减；②脾湿内蕴型：皮疹淡红，水疱较多，疱壁松弛，糜烂渗液，疼痛较轻，胃纳不香，腹胀便溏，皮疹多发于腹部及下肢，舌质淡，舌体胖，苔白厚或白腻，脉沉缓而滑。治宜健脾利湿，解毒止痛；方用除湿胃苓汤加减；③气滞血瘀型：疱疹基底暗红，疱液成为血水，疼痛剧烈难忍；或皮疹虽已消退，但疼痛不止，以致夜寐不安，精神萎靡，多见于老年人，舌质紫暗或有瘀斑，苔白，脉沉涩。治宜活血化瘀，理气止痛；方用柴胡疏肝散合桃红四物汤加减。

【易错答案】要点回答不全面。

【答案分析】蛇串疮分为肝经湿热型、脾湿内蕴型、气滞血瘀型，根据不同证型，分型论治。

第三节 疣

◎ **重点** ◎

各种疣的临床特点和治疗方法

◎ **难点** ◎

跖疣与鸡眼、胼胝相鉴别。

常见试题

（一）单选题

1. 扁平疣的特征性皮损为（　　）
   A. 表面光滑的扁平丘疹　　B. 半球型丘疹，中央见脐凹　　C. 苔藓样变
   D. 表面粗糙的扁平丘疹　　E. 色素沉着
   【正确答案】A　　【易错答案】B

【答案分析】扁平疣的特征性皮损为表面光滑的扁平丘疹；传染性软疣的特征性皮损为半球型丘疹，表面有蜡样光泽，中央见脐凹。

2. 患者，男，6岁，腹部出现数个黄豆大小半球形丘疹，中央有脐凹，表面见蜡样光泽，挑破顶端，可挤压出白色乳酪样物质。诊断为（　　）
   A. 鼠乳　　　　　　　　B. 蛇串疮　　　　　　　　C. 疣目
   D. 糠秕孢子菌毛囊炎　　E. 水痘
   【正确答案】A　　【易错答案】C

【答案分析】鼠乳即传染性软疣，其特点是半球形丘疹，中央有脐凹，表面见蜡样光泽，挑破顶端，可挤压出白色乳酪样物质。

3. 鸦胆子仁油外涂，主要适应证为（　　）
   A. 疣目　　　　　　　　B. 扁瘊　　　　　　　　C. 跖疣
   D. 鼠乳　　　　　　　　E. 丝状疣
   【正确答案】B　　【易错答案】D

【答案分析】鸦胆子仁油外涂，主要适应证为扁瘊。鼠乳用消毒针头挑破患处，挤尽白色乳酪样物。

4. 跖疣的疼痛特点是（　　）
   A. 隐痛　　　　　　　　B. 胀痛　　　　　　　　C. 疼痛剧烈

D. 挤压痛明显　　　　　　　　E. 刺痛
【正确答案】D　　　　　　　【易错答案】C
【答案分析】跖疣的疼痛特点是有明显的压痛，用手挤压则疼痛加剧。

5. 传染性软疣的好发部位是（　　）
A. 躯干部　　　　B. 上肢　　　　C. 下肢
D. 面部　　　　　E. 手背部
【正确答案】A　　　　　　　【易错答案】E
【答案分析】传染性软疣的好发部位是躯干部。扁平疣的好发部位是颜面、手背。

6. 因搔抓可呈带状排列的疣是（　　）
A. 寻常疣　　　　B. 扁平疣　　　　C. 传染性软疣
D. 跖疣　　　　　E. 丝状疣
【正确答案】B　　　　　　　【易错答案】D
【答案分析】因搔抓可呈带状排列的疣是扁平疣。

7. 下列各项中，与疣有关的选项是（　　）
A. 本病一般不必内服药
B. 由风热外感或肺胃内热蕴蒸所致
C. 多生于口角、唇缘、眼睑、鼻旁
D. 又名鼠乳、枯筋箭
E. 现代医学称单纯疱疹，其病原体为病毒
【正确答案】D　　　　　　　【易错答案】E
【答案分析】疣称为千日疮、疣目、枯筋箭、瘊子。本病西医学亦称疣。

8. 局部皮损为隆起性赘生物，表面粗糙，质地硬，形如豆大，发于手背，此为（　　）
A. 扁平疣　　　　B. 寻常疣　　　　C. 丝状疣
D. 尖锐湿疣　　　E. 传染性软疣
【正确答案】B　　　　　　　【易错答案】A
【答案分析】寻常疣局部皮损为隆起性赘生物，表面粗糙，质地硬，形如豆大，发于手背；扁平疣皮损为表面光滑的扁平丘疹，针头、米粒到黄豆大小，呈淡红色、褐色或正常皮肤颜色。

第四节　黄水疮

◎ **重点** ◎

本病的定义、病因、诊断和辨证论治

◎ **难点** ◎

本病的定义、现代医学认识、特点、流行情况

常见试题

（一）单选题

1. 黄水疮的好发部位是（　　）

A. 头面、四肢　　　　B. 胸腹　　　　C. 腰背
D. 皮肤黏膜交界处　　E. 躯干

【正确答案】A　　　　【易错答案】C

【答案分析】黄水疮的好发于头面、四肢等暴露部位。

2. 患者，男性，3岁，2天前出现发热，畏寒，鼻塞流涕，继之背部出现绿豆大小散在性丘红斑、丘疹和水疱，自觉瘙痒。最可能的诊断为（　　）

A. 热疮　　　　B. 黄水疮　　　　C. 水痘
D. 蛇串疮　　　E. 疥疮

【正确答案】B　　　　【易错答案】D

【答案分析】黄水疮初起有红斑或水疱，四周有轻度红晕，疱壁极薄，内含透明液体，逐渐变为浑浊，皮损处自觉瘙痒。

3. 黄水疮痂皮多者，可选用（　　）

A. 5%硫黄软膏或红油膏　　B. 掺九一丹外敷三黄洗剂　　C. 鸦胆子仁油
D. 3%黑豆馏油　　　　　　E. 百部酊

【正确答案】A　　　　【易错答案】B

【答案分析】黄水疮痂皮多者，可选用5%硫黄软膏或红油膏掺九一丹外敷。

4. 黄水疮的病因是（　　）

A. 秽浊邪毒　　　B. 暑湿热毒　　　C. 风邪虫毒
D. 风寒之邪　　　E. 风热之邪

【正确答案】B　　　　【易错答案】A

【答案分析】黄水疮的病因是暑湿热毒。

（二）名词解释

黄水疮

【正确答案】黄水疮是由凝固酶阳性的金葡菌感染所导致有传染性的化脓性皮肤病。其皮损主要表现为浅在性脓疱和脓痂，有接触传染和自体接种的特性。

【易错答案】是指出黄色液体的水疱。

【答案分析】又名传染性脓疱病，俗称"黄水疮"。

（三）简答题

黄水疮的主要临床特点是什么？

【正确答案】①黄水疮为好发于夏秋季节、儿童多发的传染性皮肤病；②好发于四肢、头面

等暴露部位；③皮损主要表现为潜在性脓疱和脓痂。可因体位关系，形成半月状坠积性脓疱。脓液流溢之处常引起新的脓疱发生。愈后不留疤痕。

【易错答案】要点回答不全面。

【答案分析】本病流行于夏秋季节，尤其夏末秋初闷热汗多的气候最易发生，多见于2～7岁儿童。根据临床主要症状，分为两型，大疱性脓疱疮和非大疱性脓疱疮。

第五节　癣

◎ **重点** ◎

各种癣的诊断和治疗

◎ **难点** ◎

癣的定义、各种癣的中西医病名、病因及传播途径、预防措施。

常见试题

（一）单选题

1. 最易继发感染的足癣为（　　）

A. 水疱型　　　　　　B. 糜烂型　　　　　　C. 脱屑型

D. 红斑型　　　　　　E. 丘疹型

【正确答案】B　　　　【易错答案】A

【答案分析】糜烂型足癣趾间潮湿，皮肤浸渍发白，将白皮除去后基底呈鲜红色，此类型易并发感染。

2. 治疗紫白癜风应选用的药物是（　　）

A. 1号癣药水　　　　B. 皮脂膏　　　　　　C. 密陀僧散

D. 青黛散　　　　　　E. 雄黄膏

【正确答案】C　　　　【易错答案】A

【答案分析】紫白癜风取密陀僧散、用茄子片蘸药涂搽患处。

3. 下列皮肤病真菌镜检为阴性的是（　　）

A. 牛皮癣　　　　　　B. 手足癣　　　　　　C. 花斑癣

D. 体癣　　　　　　　E. 甲癣

【正确答案】A　　　　【易错答案】B

【答案分析】牛皮癣发病与遗传、免疫等因素有关，无传染性。

4. 花斑癣的好发部位主要为（　　）

A. 头颈部 B. 四肢 C. 躯干
D. 手脚 E. 指甲
【正确答案】C 【易错答案】A
【答案分析】常发于多汗体质青年,好发于颈项、躯干。

5. 下列选项不是手足癣的皮损是（　　）
A. 水疱 B. 结节 C. 鳞屑
D. 皲裂 E. 糜烂
【正确答案】B 【易错答案】A
【答案分析】手足癣的皮损包括脱屑、水疱、干裂、糜烂等。

6. 患者李某,双大腿内侧瘙痒1周,不痛,下列最不可能的疾病是（　　）
A. 接触性皮炎 B. 股癣 C. 带状疱疹
D. 湿疹 E. 过敏性皮炎
【正确答案】C 【易错答案】A
【答案分析】除了带状疱疹不痒,其他疾病都会痒。带状疱疹一般会痛,该患者不痛。

（二）简答题
试述脚湿气的分型及各型的临床表现。
【正确答案】脚湿气分为水疱型、糜烂型、脱屑型。水疱型多发生在足弓及趾的两侧,为成群或分散的深在性水疱,瘙痒。糜烂型发生于趾缝间,趾间潮湿、浸渍发白,剧烈瘙痒,易并发感染。脱屑型多发生于趾间、足跟及足底,皮肤角化过度、干燥、粗糙、脱屑、皲裂。
【易错答案】回答不全面。

（三）论述题
体癣有何特殊形态的皮肤损害？
【正确答案】体癣好发于面部、躯干及四肢近端。皮损特征为环形、多环形,边界清楚,中心消退,外围扩张的斑块。斑块边沿及四周有针帽大小的红色丘疹,并可有水疱、鳞屑、结痂等,斑块一般为钱币大或更大。多发时可相互融合形成连环形。
【易错答案】回答不全面。
【答案分析】体癣有丘疹、水疱、脓疱、结痂等损害。

第六节　虫咬皮炎

◎ 重点 ◎

本病的临床表现、治疗方法及防护

◎ 难点 ◎

内治及外治方法

常见试题

单选题

1. 虫咬皮炎出现红斑、丘疹、风团等皮损。外治药物宜选用（　　）
   A. 薄荷三黄洗剂　　　　　　B. 青黛膏　　　　　　　C. 颠倒散洗剂
   D. 硫黄软膏　　　　　　　　E. 黄连膏
   【正确答案】A　　　　　　　【易错答案】B
   【答案分析】虫咬皮炎初起红斑、丘疹、风团等皮损可用1%薄荷三黄洗剂。

2. 某患者夏季早晨起床发现右上肢外侧有一条索状红肿，上有密集的丘疹、水疱、脓疱，自觉灼热、疼痛。最可能的诊断为（　　）
   A. 松毛虫皮炎　　　　　　　B. 隐翅虫线状皮炎　　　C. 桑毛虫皮炎
   D. 螨虫皮炎　　　　　　　　E. 蠓虫皮炎
   【正确答案】B　　　　　　　【易错答案】C
   【答案分析】隐翅虫线状皮炎皮损多呈线状或条索状红肿，上有密集的丘疹、水疱或脓疱，自觉灼热疼痛。

第七节　疥疮

◎ **重点** ◎

本病病因、传播途径、临床特点、治疗和预防措施。

◎ **难点** ◎

注意接触史、好发部位、皮损特点

常见试题

（一）单选题

1. 疥疮好发部位为（　　）
   A. 皮肤薄嫩和皱褶处　　　　B. 四肢　　　　　　　　C. 躯干
   D. 外阴和肛周　　　　　　　E. 头面部
   【正确答案】A　　　　　　　【易错答案】B
   【答案分析】疥疮好发于皮肤薄嫩和褶皱处，如手指侧、指缝、腕肘关节曲侧、腋窝前缘、女性乳房下、少腹、外阴、腹股沟、大腿内侧等处。

2. 疥疮的主要病因为（　　）

A. 接触疥虫　　　　　B. 湿热蕴结　　　　　C. 外感风热
D. 饮食不节　　　　　E. 湿热毒聚
【正确答案】A　　　　【易错答案】B
【答案分析】疥疮是由疥虫（疥螨）通过密切接触而传染。

3.疥疮自觉症状的特征性表现为（　　）
A. 瘙痒　　　　　　　B. 疼痛　　　　　　　C. 微痒
D. 白天奇痒　　　　　E. 夜间奇痒
【正确答案】E　　　　【易错答案】D
【答案分析】患者自觉常有奇痒，遇热或夜间尤甚，常影响睡眠。

4.疥疮瘙痒的特点是（　　）
A. 昼轻夜重，遇热减轻　　B. 冬重夏轻，干燥痒剧　　C. 夜间痒剧，遇热加重
D. 冬轻夏重，浴后痒重　　E. 持续瘙痒
【正确答案】C　　　　【易错答案】B
【答案分析】患者常有奇痒，遇热或夜间尤甚，常影响睡眠。

（二）多选题
疥疮原发性皮损有（　　）
A. 丘疹、丘疱疹　　　B. 小水疱　　　　　　C. 隧道、结节
D. 抓痕　　　　　　　E. 血痂
【正确答案】ABC　　　【易错答案】D、E
【答案分析】疥疮原发性皮损主要为红色小丘疹、丘疱疹、小水疱、隧道、结痂和结节，迁延日久则全身遍布抓痕、结痂、黑色斑点，甚至脓疱。

（三）名词解释
疥疮
【正确答案】疥疮是由疥虫寄生在人体皮肤所引起的一种接触传染性皮肤病。
【易错答案】疥疮是一种传染性皮肤病。
【答案分析】疥疮是由疥虫寄生在人体皮肤所引起的一种接触传染性皮肤病，其特点是夜间剧痒，在皮损处有灰白色、浅黑色或普通皮色的隧道，可找到疥虫。

（四）简答题
疥疮的临床特征是什么？
【正确答案】①好发于皮肤薄嫩和皱褶处，如指缝、腋窝、乳房下、小腹。②皮疹表现：主要为红色小丘疹、丘疱疹、小水疱，可见隧道、结节和结痂。③自觉症状：瘙痒难忍，夜间或遇热较剧。
【易错答案】临床特征解答不全。
【答案分析】疥疮传染性强，冬春季节多见，易在集体生活的人群中和家庭内流行。好发

于皮肤薄嫩和皱褶部位，头面部和头皮、掌趾一般不易累及，患者常有奇痒，遇热或夜间尤甚，常影响睡眠，皮疹主要为红色小丘疹、丘疱疹、小水疱、隧道、结痂和结节，迁延日久则全身遍布抓痕、结痂、黑色斑点，甚至脓疱。

第八节　湿疮

◎ **重点** ◎

本病的诊断、鉴别诊断和辨证论治

◎ **难点** ◎

本病的定义、分类、不同部位的不同名称、病因病机、预防调护。小儿的临床特点、辨证论治和用药特点。

常见试题

（一）单选题

1. 湿热浸淫证湿疮内治常用方为（　　）

A. 除湿胃苓汤　　　　　B. 龙胆泻肝汤合萆薢渗湿汤　　　C. 当归饮子

D. 皮炎消风散　　　　　E. 四物消风散

【正确答案】B　　　　　【易错答案】A

【答案分析】湿热浸淫证治宜清热利湿，解毒止痒，方用龙胆泻肝汤合五味消毒饮加减。

2. 亚急性湿疹外治原则为（　　）

A. 清热安抚，避免刺激　　B. 消炎止痒，干燥收敛　　　C. 止痒润肤

D. 收敛润肤　　　　　　　E. 清热润肤止痒

【正确答案】B　　　　　【易错答案】A

【答案分析】亚急性湿疹外治原则为消炎、止痒、燥湿、收敛。

3. 慢性湿疹患者，多处皮肤干燥呈苔藓样改变，纳差；舌淡苔白，脉细。内治常用方为（　　）

A. 除湿胃苓汤　　　　　B. 龙胆泻肝汤　　　　　C. 当归饮子

D. 消风散　　　　　　　E. 萆薢渗湿汤

【正确答案】C　　　　　【易错答案】B

【答案分析】慢性湿疹病程久，多反复发作，属血虚风燥证，故用当归饮子或四物消风散加减。

4. 患者，男，28岁，双足背皮肤潮热，见丘疱疹散在不规则分布，边界不清，抓破处渗液明显，伴剧烈瘙痒；舌红苔黄，脉滑。下列选方最恰当的是（　　）

A. 除湿胃苓汤　　　　　　B. 龙胆泻肝汤合萆薢渗湿汤　　C. 当归饮子
D. 皮炎消风散　　　　　　E. 四物消风散
【正确答案】B　　　　　　【易错答案】D
【答案分析】患者舌红苔黄、脉滑，可知为湿热蕴肤证，治宜清热利湿止痒，方用龙胆泻肝汤合萆薢渗湿汤加减。

（二）多选题
湿疮的特点为（　　）
A. 多形性损害，倾向湿润　　B. 剧烈瘙痒　　　　　　　　C. 反复发作，易成慢性
D. 好发于头面　　　　　　　E. 多对称分布
【正确答案】ABCE　　　　　【易错答案】D
【答案分析】湿疮的特点是皮损对称分布，多形损害，剧烈瘙痒，有湿润倾向，反复发作，易成慢性。

（三）简答题
湿疮怎样进行内治？
【正确答案】①湿热浸淫证，治宜清热利湿，方用龙胆泻肝汤合萆薢渗湿汤加减；②脾虚湿蕴证，治宜健脾利湿，方用除湿胃苓汤或参苓白术散加减；③血虚风燥证，治宜养血润肤、祛风止痒，方用当归饮子或四物消风饮加减。
【易错答案】回答不全面。

（四）论述题
以湿疹为例，论述皮肤病外用药物的使用原则。
【正确答案】皮肤病的外用药物使用原则是要根据皮肤损害的表现与不同病因来选择适当的剂型和药物。①要根据病情阶段用药：急性湿疹，若仅有红斑、丘疹、水疱而无渗液，宜用洗剂、粉剂、乳剂；若有大量渗液或明显红肿，则用溶液湿敷为宜。亚急性湿疹，渗液与糜烂很少，红肿减轻，有鳞屑和结痂，则用油剂为宜。慢性湿疹，有浸润肥厚，角化过度时，则用软膏为主。②根据不同病因选择不同药物：湿疹可选用具清热祛湿的中药。③注意控制感染：急性湿疹应注意控制感染。④用药宜先温和后强烈。尤其是儿童或女性患者不宜采用刺激性强、浓度高的药物。面部、阴部皮肤慎用刺激性强的药物。⑤用药浓度宜先低后高：先用低浓度制剂，根据病情需要再提高浓度。⑥随时注意药敏反应：一旦出现过敏现象，应立即停用，并给以及时处理。
【易错答案】回答不全面。

第九节　接触性皮炎

◎ **重点** ◎

本病的概念、病因、诊断、鉴别诊断和辨证论治

◎ **难点** ◎

与急性湿疮、颜面丹毒相鉴别

常见试题

（一）单选题

1. 下列选项为接触性皮炎诊断最关键的是（　　）

A. 常见于暴露部位

B. 皮损呈多形性

C. 发病前均有明显的接触史

D. 病因去除后1～2周内自愈

E. 无明显全身症状

【正确答案】C　　　　【易错答案】B

【答案分析】接触性皮炎诊断最关键的是发病前均有明显的接触史。皮损呈多形性是急性湿疮的表现。

2. 接触性皮炎的特点是（　　）

A. 常见于暴露部位

B. 皮损呈多形性

C. 发病前均有明显的接触史

D. 病因去除后1～2周内自愈

E. 无明显全身症状

【正确答案】C　　　　【易错答案】A

【答案分析】皮炎表现一般无特异性，由于接触物、接触方式及个体反应不同，发生皮炎的形态、范围及严重程度也不相同。轻症时局部呈红斑，淡红至鲜红色，稍有水肿，或有针尖大丘疹密集，重症时红斑肿胀明显，在此基础上有多数丘疹、水疱或大疱。水疱破裂则有糜烂、渗液和结痂。如为烈性的原发刺激，可使表皮坏死脱落，甚至深及真皮发生溃疡。当皮炎发生于组织疏松部位，如眼睑、口唇、包皮、阴囊等处则肿胀明显，呈局限性水肿而无明确的边缘，皮肤发亮，表面纹理消失。

3. 接触性皮炎皮损以潮红、丘疹为主者，常用的外治药物是（　　）

A. 三黄洗剂　　　　　　B. 3%硼酸溶液　　　　　　C. 青黛膏

D. 糠馏油　　　　　　　E. 黑豆馏油

【正确答案】A　　　　【易错答案】B

【答案分析】接触性皮炎皮损以潮红、丘疹为主者，外治药物常用三黄洗剂，若水疱糜烂、渗出明显时可用3%硼酸溶液冷敷。

（二）多选题

接触性皮炎患者局部自觉症状可以为（ ）

A. 瘙痒　　　　　　　B. 麻木　　　　　　　C. 烧灼感
D. 疼痛　　　　　　　E. 冰冷感

【正确答案】ACD　　　　【易错答案】B、E

【答案分析】接触性皮炎患者局部自觉症状可以为瘙痒、烧灼感、疼痛。

第十节　药毒

◎ **重点** ◎

药毒的诊断和辨证论治

◎ **难点** ◎

药毒的基本特点

常见试题

（一）单选题

1. 药毒总的发病病因病机为（ ）

A. 湿热蕴蒸，郁于肌肤　　B. 火毒炽盛，燔灼营血　　C. 风热之邪，侵袭腠理
D. 禀赋不耐，邪毒内侵　　E. 药毒内攻脏腑

【正确答案】D　　　　【易错答案】E

【答案分析】药毒总的发病病因病机为禀赋不耐，邪毒内侵。

2. 药毒皮损泛发，红斑、水疱、糜烂渗液、表皮剥脱，伴痒剧，烦躁；舌红苔黄，脉数。治宜（ ）

A. 清热利湿解毒　　　　B. 清营解毒　　　　C. 益气养阴解毒
D. 养血润燥，祛风止痒　　E. 祛风清热

【正确答案】A　　　　【易错答案】B

【答案分析】药毒皮损泛发，红斑、水疱、糜烂渗液、表皮剥脱，伴痒剧，烦躁。舌红，苔黄，脉数，属于药毒的湿毒蕴肤证，应清热利湿解毒。

3. 药毒初次发病的潜伏期为（ ）

A. 5～20天　　　　　　B. 1周内　　　　　　C. 3～4天
D. 1个月以上　　　　　E. 24小时以内

【正确答案】A　　　　【易错答案】D

【答案分析】药毒初次发病的潜伏期为5～20天，重复用药常在24小时内发生。

4. 药毒诊断依据不正确的是（　　）

A. 有用药史

B. 有潜伏期

C. 发病突然，伴发热，局部灼热瘙痒

D. 荨麻疹型的风团持续时间较长

E. 以上均不正确

【正确答案】E　　　　【易错答案】A

【答案分析】有用药史；有潜伏期；发病突然，伴发热，局部灼热瘙痒；荨麻疹型的风团持续时间较长均是药毒的诊断依据。

5. 患者，男，45岁。因牙痛服用索米痛片后，肩胛部出现一水肿性紫红斑，灼热、痒。其诊断是（　　）

A. 多形红斑样药疹　　　B. 湿疹皮炎样型药疹　　　C. 荨麻疹样型药疹

D. 固定红斑型药疹　　　E. 麻疹

【正确答案】D　　　　【易错答案】C

【答案分析】固定红斑型药疹典型皮损为圆形或椭圆形水肿性紫红斑；荨麻疹样型药疹症状为大小不等的风团，持续时间较长，自觉瘙痒，可有刺痛及触痛感。

（二）多选题

引起药物性皮炎常见的药物有（　　）

A. 抗生素类　　　　　B. 磺胺类　　　　　C. 解热镇痛类

D. 苯巴比妥类　　　　E. 部分中药

【正确答案】ABCDE　　　　【易错答案】易漏选。

【答案分析】引起药物性皮炎常见的药物有抗生素类、磺胺类、解热镇痛类、苯巴比妥类、部分中药、安眠药及各种预防接种的生物制品。

（三）简答题

1. 试述药毒如何内治。

【正确答案】①湿毒蕴肤证，治宜清热利湿解毒，方用萆薢渗湿汤加减；②热毒入营证，治宜清营解毒，方用清营汤加减；③气阴两虚证，治宜益气养阴清热，方用增液汤合益胃汤加减。

【易错答案】要点回答不全面。

【答案分析】药毒分型包括湿毒蕴肤证、热毒入营证、气阴两虚证。

2. 何谓药毒？有什么特点？

【正确答案】答：药毒是指药物通过口服、注射或皮肤黏膜直接用药等途径，进入人体内所引起的皮肤或黏膜的急性炎症反应。亦称药疹。相当于西医学的药物性皮炎。其特点是发病前有用药史，并有一定的潜伏期，皮损形态多样，可泛发或仅限于局部。

【易错答案】要点回答不全面。

【答案分析】本病症状多样，表现复杂，但基本上都具有以下特点：①发病前有用药史，原因除去易于治愈。②有一定的潜伏期，第二次发病多在用药后5~20天内，重复用药常在24小时内发生，短者甚至在用药后瞬间或数分钟内发生。③发病突然，自觉灼热瘙痒，重者伴有发热，倦怠，全身不适，纳差，大便干，小便黄赤等全身症状。④皮损分布除固定型药疹外，多呈全身性，对称性，且由面颈部迅速向躯干四肢发展的趋势，皮损形态多样。

第十一节　瘾疹

◎ **重点** ◎

本病的定义、病因病机、诊断和辨证论治。

◎ **难点** ◎

风团发生在身体的部位、自觉症状、伴随症状。

常见试题

（一）单选题

1.一瘾疹患者风团反复发作，迁延日久，夜间加剧，伴心烦易怒，口干，手足心热。舌红少津，脉沉细。下列辨证最为恰当的是（　　）

　　A.风寒束表　　　　　　B.风热犯表　　　　　　C.血虚风燥

　　D.肝胆湿热　　　　　　E.气滞血瘀

【正确答案】C　　　　　【易错答案】B

【答案分析】风团反复发作，迁延日久，夜间加剧，伴心烦易怒，口干，手足心热。舌红少津，脉沉细属于瘾疹的血虚风燥证。

2.患者，男，28岁，全身起风团伴瘙痒3天就诊。风团色白，遇寒加重，伴恶寒，微汗出，口不渴；舌淡苔薄白，脉浮。下列方剂加减治疗最宜用的是（　　）

　　A.消风散　　　　　　　B.桂枝汤　　　　　　　C.当归饮子

　　D.麻黄汤　　　　　　　E.防风通圣散

【正确答案】B　　　　　【易错答案】D

【答案分析】全身起风团伴瘙痒3天就诊。风团色白，遇寒加重，伴恶寒，微汗出，口不渴；舌淡苔薄白，脉浮属于瘾疹的风寒束表证宜用桂枝汤。

3.瘾疹的特征正确的是（　　）

　　A.好发于春秋季

　　B.风团为孤立的梭形风团，中心小水疱

C. 反复发作，时隐时现
D. 发病突然，一般于24小时以后消退
E. 消退后有淡色色素沉着

【正确答案】C　　　　【易错答案】D

【答案分析】瘾疹的特点是皮肤上出现瘙痒性风团，发无定处，骤起骤退，退后不留痕迹。急性病程短于六周，慢性病程超过六周。

4. 下列瘾疹的病因病机不正确的是（　　）
A. 风热、风寒居于肌表
B. 情志内伤、冲任不调
C. 胃肠湿热郁于肌肤
D. 气血不足，虚风内生
E. 怒动肝火，肝旺血燥

【正确答案】E　　　　【易错答案】B

【答案分析】瘾疹的病因病机风热、风寒居于肌表；或情志内伤、冲任不调；或胃肠湿热郁于肌肤；或气血不足，虚风内生；或先天不足，卫外不固。

5. 瘾疹的典型皮损为（　　）
A. 斑疹
B. 丘疹
C. 风团
D. 结节
E. 疱疹

【正确答案】C　　　　【易错答案】B

【答案分析】瘾疹的典型皮损为风团。

（二）多选题

下列选项为瘾疹的最常见临床表现（　　）
A. 瘙痒剧烈
B. 腹痛腹泻
C. 关节红肿
D. 呼吸困难
E. 淋巴结肿大

【正确答案】ABD　　　　【易错答案】C、E

【答案分析】瘾疹最常见的临床表现是瘙痒剧烈、腹痛腹泻、呼吸困难。

（三）名词解释

瘾疹

【正确答案】瘾疹是一种以皮肤出现红色或苍白色风团，时隐时现为特征的瘙痒性、过敏性皮肤病。俗称"风疹块"。

【易错答案】皮肤上出现的若隐若现的皮疹。

【答案分析】瘾疹是一种皮肤出现红色或苍白风团，时隐时现的瘙痒性、过敏性皮肤病。本病以皮肤上出现瘙痒性风团，发无定处，骤起骤退，消退后不留任何痕迹为临床特征。

（四）简答题

1. 试述瘾疹的病因病机。

【正确答案】禀性不耐，卫外不固，风寒、风热之邪客于肌表；或肠胃湿热郁于肌肤；或因气血不足，虚风内生；或情志内伤，冲任不调，肝肾不足，风邪搏结于肌肤，与气血相搏而发。

【易错答案】要点回答不全面。

2.瘾疹内治怎样进行辨证论治？

【正确答案】①风热犯表证，治宜疏风清热，方用消风散加减；②风寒束表证，治宜疏风散寒，方用桂枝汤或麻黄桂枝各半汤加减；③血虚风燥证，治宜养血祛风润燥，方用当归饮子加减。④胃肠湿热证，治宜疏风解表，通腑泄热，方用防风通圣散加减。

【易错答案】要点回答不全面。

【答案分析】瘾疹分型包括风热犯表证、风寒束表证、血虚风燥证、胃肠湿热证。要根据不同证型分型论治。

第十二节 猫眼疮

◎ 重点 ◎

猫眼疮的病因病机、诊断与辨证论治

◎ 难点 ◎

猫眼疮的好发部位、特征性皮损、轻症与重症的临床表现

常见试题

（一）单选题

1.下列选项关于多形性红斑的说法错误的是（　　）

A. 常见水肿性圆形红斑，常呈虹膜状损害

B. 瘙痒常非常剧烈，遇热尤甚

C. 发病前常见头痛、低热、食欲不振等前驱症状

D. 相当于中医学的猫眼疮

E. 实验室常见血沉增快

【正确答案】B 【易错答案】E

【答案分析】多形性红斑相当于中医学的猫眼疮，常见水肿性圆形红斑，常呈虹膜状损害发病前常见头痛、低热、食欲不振等前驱症状，实验室常见血沉增快。

2.多形性红斑轻症型好发年龄、性别为（　　）

A. 中年男性　　　　　　B. 青年男性　　　　　　C. 中年女性

D. 青年女性　　　　　　E. 老年女性

【正确答案】D 【易错答案】C

【答案分析】多形性红斑轻症型青年女性多见，以10~30岁发病率最高。

3. 猫眼疮患者，男，26岁，2008年8月20日就诊。双手起皮疹伴疼痛瘙痒3天，如患者水肿明显，畏寒，得热则减，小便清长，舌淡苔白，脉沉紧。下列方剂加减最适宜的是（　　）
  A. 清瘟败毒饮合导赤散加减　　B. 消风散加减　　C. 龙胆泻肝汤加减
  D. 当归四逆汤加减　　E. 桃红四物汤加减
  【正确答案】D　　【易错答案】B
  【答案分析】猫眼疮患者畏寒，得热则减，小便清长，舌淡苔白，脉沉紧，属于风寒阻络证宜当归四逆汤加减治疗。

4. 猫眼疮的外用治疗原则是（　　）
  A. 清热、收敛、止痒　　B. 活血通络　　C. 理气止痛
  D. 安抚、对症、止痒　　E. 以上均不是
  【正确答案】A　　【易错答案】D
  【答案分析】猫眼疮的外用治疗原则是清热、收敛、止痒。

5. 患者，女，20岁。小腿皮肤水肿性红斑，瘙痒疼痛6天。查见：红斑水肿，色泽鲜红，中心水疱明显，呈虹膜状损害，伴发热，关节痛，乏力。应诊断为（　　）
  A. 湿疮　　B. 风热疮　　C. 猫眼疮
  D. 疥疮　　E. 蛇串疮
  【正确答案】C　　【易错答案】B
  【答案分析】虹膜状损害的水肿性红斑是猫眼疮的特征性表现。

（二）多选题

多形性红斑的发病特点为（　　）
  A. 发病急骤
  B. 皮损为丘疹、水疱等多形性皮损
  C. 好发于手足、面颈部及口腔黏膜等部位
  D. 并发症多
  E. 常见虹膜样特征性红斑
  【正确答案】ABCE　　【易错答案】D
  【答案分析】多形性红斑的发病特点为发病急骤；皮损为丘疹、水疱等多形性皮损；好发于手足、面颈部及口腔黏膜等部位；常见虹膜样特征性红斑。

（三）简答题

试述猫眼疮的临床表现。
  【正确答案】猫眼疮是以红斑为主，兼有丘疹、水疱等多形性皮损的急性自限性炎症性皮肤病。其特点是发病急骤，红斑、丘疹、水疱形态各异，且常累及口腔、二阴，重症有严重的黏膜和内脏损害。相当于西医的多形性红斑。
  【易错答案】要点回答不全面。

【答案分析】皮损好发部位为：手背、足背、掌跖、面部、耳郭等处，对称分布。皮疹呈多形性急性炎症表现，初期为红斑、丘疹、风团、水疱，常见两种以上疹形同时存在。皮疹呈多形性，有红斑、丘疹、水疱、大疱、紫癜、风团等。可以多种疹形同时存在。典型皮疹为水肿性红斑丘疹，圆形中心暗红色或形成水疱，很像猫眼，故名"猫眼疮"。

第十三节　瓜藤缠

◎ **重点** ◎

瓜藤缠的病因病机、诊断与辨证论治

◎ **难点** ◎

瓜藤缠好发部位、皮损特点、自觉症状、全身症状、病程预后

常见试题

（一）单选题

1. 瓜藤缠好发部位为（　　）

A. 四肢伸侧　　　　　　B. 四肢屈侧　　　　　　C. 小腿伸侧

D. 小腿屈伸　　　　　　E. 躯干部

【正确答案】C　　　　　【易错答案】D

【答案分析】瓜藤缠好发部位为小腿伸侧。

2. 多形性红斑局部自觉症状为（　　）

A. 麻木　　　　　　　　B. 灼热　　　　　　　　C. 疼痛

D. 瘙痒　　　　　　　　E. 蚁行感

【正确答案】C　　　　　【易错答案】E

【答案分析】多形性红斑局部自觉症状为疼痛。

3. 瓜藤缠之湿热瘀阻型应选用（　　）

A. 六味地黄丸　　　　　B. 萆薢渗湿汤合桃红四物汤　　　　　C. 当归四逆汤合三妙丸

D. 龙胆泻肝汤　　　　　E. 当归饮子

【正确答案】B　　　　　【易错答案】D

【答案分析】瓜藤缠之湿热瘀阻型应选用萆薢渗湿汤合桃红四物汤。

（二）多选题

瓜藤缠的主要临床特点为（　　）

A. 好发于青年女性　　　B. 常见于小腿伸侧　　　C. 红斑性结节

D. 疼痛或触痛　　　　　　　　E. 风团

【正确答案】ABCD　　　　　【易错答案】E

【答案分析】瓜藤缠是发生于下肢的结节红斑性、皮肤血管炎性皮肤病。因数枚结节，状如藤系瓜果缠绕腿胫而得名。本病相当于西医学的结节性红斑。临床特点是：散在性皮下结节，鲜红至紫红色，大小不等，疼痛或压痛，好发于小腿伸侧。多见于青年女性，以春秋季发病者为多。《医宗金鉴·外科心法要诀》云："此证生于腿胫，流行不定，或发一处，疮顶形似牛眼，根脚漫肿……若绕胫而发，即名瓜藤缠"。

（三）简答题

瓜藤缠怎样分型进行中医内治？

【正确答案】①湿热瘀阻证，治宜清热利湿、活血化瘀，方用萆薢渗湿汤合桃红四物汤加减；②寒湿入络证，治宜温阳健脾、通络理湿，方用当归四逆汤合三妙丸加减。

【易错答案】要点回答不全面。

【答案分析】瓜藤缠分型包括湿热瘀阻证、寒湿入络证。

第十四节　风瘙痒

◎ **重点** ◎

本病的病因病机、诊断

◎ **难点** ◎

本病的辨证论治

常见试题

（一）单选题

1. 皮肤瘙痒症的皮损特征为（　　）

A. 皮肤干燥　　　　B. 糜烂、渗出　　　　C. 抓痕、血痂

D. 苔藓样变　　　　E. 无原发性皮损

【正确答案】E　　　　　【易错答案】A

【答案分析】无原发性皮肤损害，而以瘙痒为主要症状的皮肤感觉异常的皮肤病。

2. 下列症状为皮肤瘙痒症的特点的是（　　）

A. 皮肤灼热　　　　B. 皮肤阵发性瘙痒　　　　C. 失眠或夜寐不安

D. 食欲欠佳　　　　E. 精神不振

【正确答案】B　　　　　【易错答案】A

【答案分析】皮肤瘙痒症的特点是皮肤阵发性瘙痒。

3.皮肤瘙痒症中医又称为（　　　）

A.风痒　　　　　　　　B.风瘙痒　　　　　　　C.白屑风

D.白疕　　　　　　　　E.风热疮

【正确答案】B　　　　　【易错答案】A

【答案分析】皮肤瘙痒症中医又称为风瘙痒。

（二）多选题

皮肤瘙痒症可因（　　　）诱使瘙痒发作或加重

A.饮酒　　　　　　　　B.情绪变化　　　　　　C.遇热

D.搔抓　　　　　　　　E.摩擦

【正确答案】ABCDE　　【易错答案】易漏选。

【答案分析】皮肤瘙痒症可因饮酒、情绪变化、遇热、搔抓、摩擦等因素诱使瘙痒发作或加重。

（三）简答题

皮肤瘙痒症中医怎样内治？

【正确答案】①风热血热证，治宜疏风清热凉血，方用消风散合四物汤加减；②湿热蕴结证，治宜清热利湿止痒，方用龙胆泻肝汤加减；③血虚肝旺证，治宜养血润燥、祛风止痒，方用当归饮子、地黄饮子加减。

【易错答案】要点回答不全面。

【答案分析】皮肤瘙痒症分型包括风热血热证、湿热蕴结证、血虚肝旺证。

第十五节　牛皮癣

◎ 重点 ◎

牛皮癣的临床特点和辨证论治

◎ 难点 ◎

牛皮癣的定义、病因和预防调护

常见试题

（一）单选题

神经性皮炎的特征性皮损为（　　　）

A.丘疹　　　　　　　　B.斑丘疹　　　　　　　C.苔藓样变

D.皮肤肥厚粗糙　　　　E.色素沉着

【正确答案】C 　　　　　　【易错答案】D

【答案分析】牛皮癣即神经性皮炎，其特点是皮损多是圆形或多角形的扁平丘疹融合成片，剧烈瘙痒，搔抓后皮损肥厚，皮沟加深，皮脊隆起，极易形成苔藓样变。

（二）多选题

牛皮癣好发的部位有（　　）

A. 颈部　　　　　　B. 四肢伸侧　　　　　　C. 尾骶部
D. 手掌及足底　　　E. 腰周

【正确答案】ABC　　　　　　【易错答案】D、E

【答案分析】牛皮癣好发于颈项、上眼睑处，腕部、肘窝、股、腰骶部、踝部、女阴、阴囊和肛周部位。

（三）简答题

牛皮癣怎样进行辨证内治？

【正确答案】①肝经化火证，治宜清肝泻火，方用龙胆泻肝汤加减；②风湿蕴肤证，治宜疏风利湿，方用消风散加减；③血虚风燥证，治宜养血祛风润燥，方用四物消风饮或当归饮子加减。

【易错答案】要点回答不全面。

【答案分析】牛皮癣分型包括肝经化火证、风湿蕴肤证、血虚风燥证。

（四）论述题

牛皮癣如何与湿疹、白疕进行鉴别诊断？

【正确答案】①牛皮癣是一种患部皮肤状如牛领之皮，厚而且坚的慢性瘙痒性皮肤病。在中医古文献中，因其好发于颈项部，又称摄领疮；因其病缠绵顽固，亦称顽癣。相当于西医的神经性皮炎。其特点是皮损多是圆形或多角形的扁平丘疹融合成片，搔抓后皮肤肥厚，皮沟加深，皮嵴隆起，极易形成苔藓化。不渗液，抓后常出血。

②白疕是一种皮损状如松皮，形如疹疥，搔起白皮的红斑鳞屑性皮肤病。亦称疕风、松皮癣。相当于西医的银屑病，旧称牛皮癣，其特点是皮损覆盖有多层银白色鳞屑，抓去鳞屑可见点状出血，病程长，病情变化多，时轻时重，不易根治。

③主要与慢性湿疹鉴别：慢性湿疹多从急性、亚急性湿疹反复发作而致。皮损为局限性，肥厚浸润较著，伴有色素沉着，界限清楚。慢性过程，亦可有急性发作。剧痒，抓后可见渗出液。

【易错答案】要点回答不全面。

【答案分析】综合全面分析牛皮癣，湿疹，白疕的异同。

第十六节　白疕

◎ 重点 ◎

白疕的诊断、鉴别诊断和辨证论治

◎ 难点 ◎

本病的定义、病因病机、预防调护和目前中医药治疗进展。

常见试题

（一）单选题

1. 下列关于银屑病患者头发发生改变时的描述正确的是（　　）

A. 头发油腻，脱落　　B. 头发稀疏，脱落　　C. 头发呈束状，但不脱落

D. 头发呈斑片状脱落　　E. 头发参差不齐，失去光泽

【正确答案】C　　【易错答案】D

【答案分析】斑秃的患者会表现为头发成斑片状脱落，银屑病相当于中医的白疕，患者常表现为头发呈束状，但不脱落。

2. 银屑病皮损鲜红，皮疹不断出现，红斑增多，刮去鳞屑可见发亮薄膜、点状出血，伴心烦，口渴，大便干，尿黄，舌红，苔黄，脉弦滑。辨证为（　　）

A. 瘀滞肌肤证　　B. 血虚风燥证　　C. 风热血燥证

D. 湿热蕴结证　　E. 气滞血瘀证

【正确答案】C　　【易错答案】D

【答案分析】湿热蕴积证表现为多见脓疱型或者寻常型砺壳状皮损。皮损多发生在腋窝、腹股沟等褶皱处，红斑糜烂有渗出，痂屑黏厚，瘙痒剧烈，或者表现为掌跖红斑、脓疱、脱皮；或伴有关节酸痛、肿胀，下肢沉重；舌质红，苔黄腻，脉滑。

3. 下列选项不是白疕的特点的是（　　）

A. 好发于身体的屈侧

B. 初起形如疹疥，逐渐扩大成片

C. 搔起层层脱屑

D. 刮去皮屑可见点状出血

E. 头部皮疹上的头发呈束状

【正确答案】A　　【易错答案】D

【答案分析】白疕临床特点为红斑基础上覆盖多层松散的银白色鳞屑，刮去鳞屑有薄膜及露珠样出血点，病程较长，反复发作。临床上多见寻常型，皮损可发生于身体各处。

4. 下列不属白疕证型的是（　　）

A. 风热证　　B. 血热证　　C. 血燥证

D. 血瘀证　　E. 冲任不调证

【正确答案】A　　【易错答案】C

【答案分析】白疕证型主要有血热内蕴证、血虚风燥证、气血瘀滞证、湿毒蕴积证、风寒湿

痹证、火毒炽盛证。

（二）多选题

特殊型银屑病常见者有（　　）

A. 关节病型　　　　B. 红皮病型　　　　C. 寻常型

D. 掌跖脓疱型　　　E. 泛发脓疱型

【正确答案】ABDE　　　【易错答案】C

【答案分析】特殊性银屑病包括脓疱型、关节病型、红皮病型，其中脓疱型又分为掌跖脓疱型、泛发脓疱型。

（三）名词解释

同形反应

【正确答案】在白疕进行期，针刺、搔抓及外伤，可在受损部位引起新的皮损，称为"同形反应"。

【易错答案】回答不确切。

（四）简答题

1. 银屑病检查中，什么叫薄膜现象？

【正确答案】白疕患者在淡红色、红色丘疹或斑丘疹表面有多层银白色鳞屑，刮去鳞屑，露出一层淡红色半透明的薄膜，此为薄膜现象。

【易错答案】回答不全面。

【答案分析】表面有多层银白色鳞屑，刮去鳞屑，露出一层淡红色半透明的薄膜，此为薄膜现象。

2. 白疕怎样进行中医内治？

【正确答案】①风热血燥证，治宜清热解毒、凉血活血，方用犀角地黄汤或凉血地黄汤加减；②血虚风燥证，治宜养血和血、祛风润燥，方用四物汤合消风散加减；③瘀滞肌肤证，治宜活血化瘀，方用桃红四物汤加减。

【易错答案】回答不全面。

【答案分析】白疕分型包括风热血燥证、血虚风燥证、瘀滞肌肤证。

3. 脓疱型、关节病型、红皮病型白疕有哪些主要临床特点？

【正确答案】皮损红斑上有多层银白色鳞屑，刮去鳞屑，露出淡红色半透明的薄膜，刮去薄膜可见点点如露水样的筛状出血等寻常型银屑病表现以外，各型还有以下特点：

①关节病型　除具有典型的皮损外，可有关节酸痛、肿痛，活动受限；重者可导致骨质破坏。

②红皮病型　表现为弥漫性皮肤潮红、紫红，甚至肿胀浸润，大量脱屑，仅有少数片状皮肤正常，犹如岛屿状。伴有掌跖角化，指（趾）甲增厚，或发热，常迁延数日或更长时间。

③脓疱型　皮损为红斑上有针头到粟粒大小的脓疱，10～14天消退后，再发新脓疱，重者泛发全身，伴有发热，关节疼痛等。脓液培养阴性，无细菌生长。

【易错答案】回答不全面。

（五）病例分析

患者，女，28岁，牧民。躯干、四肢反复起疹伴微痒3年余，加重1周。3年前，无明显诱因，双小腿前起红斑脱屑，微痒，自用"皮炎平"外涂后好转，后反反复复，渐发至其他部位，1周前进食牛肉后，自觉皮疹明显增多，瘙痒明显，遂前来就诊。伴口干，咽痛，心烦易怒，纳眠可，大便干结，小便黄赤。

查体：四肢伸侧、颈后、背部、腹部、尾骶部见淡红色斑丘疹，部分融合为斑块，表面有多层银白色鳞屑，刮去鳞屑可露出发亮的薄膜，刮去薄膜则有点状出血，头发及指甲未见异常。舌红苔薄黄，脉弦滑。

（1）请问该病中西医诊断各是什么，诊断依据有哪些？

（2）请问如何辨证，辨证依据有哪些？

（3）写出中医内治治则、代表方并开出处方。

（4）患者日常应注意哪些事项？

【正确答案】（1）诊断：白疕，寻常型银屑病。诊断依据：①银白色鳞屑性红斑、斑块。②薄膜征。③点状出血。

（2）辨证：血热内蕴辨证依据：银白色鳞屑性红斑、斑块为血热蕴肤，肌肤失养所致。点状出血为血热迫血外溢所致。口干，咽痛，心烦易怒，大便干结，小便黄赤；舌红苔薄黄，脉弦滑均为里热之征象。

（3）治则：清热凉血，解毒消斑。代表方：犀角地黄汤。

处方要求：符合治则、药物用量没有明显错误。

（4）患者日常应注意事项：预防感染和外伤、清淡饮食，尤其应避免进食牛肉、避免过度紧张劳累，生活要有规律，保持情绪稳定，忌热水洗浴。

【易错答案】证型辨证出错，与血虚风燥证相混合。

【答案分析】血虚风燥证有明显的干燥皲裂，自觉瘙痒的表现。

第十七节 风热疮

◎ **重点** ◎

本病病因病机、诊断和辨证论治

◎ **难点** ◎

与紫白癜风、圆癣、白疕相鉴别

常见试题

(一) 单选题

1. 风热血燥之风热疮选用下列方剂加减治疗最合适的是（　　）

　A. 消风散　　　　　　　B. 犀角地黄汤　　　　　C. 清营汤
　D. 桑菊饮　　　　　　　E. 凉血消风汤

【正确答案】E　　　　　　【易错答案】A

【答案分析】风热蕴肤证方用消风散加白僵蚕、紫荆皮。痒甚者，加白鲜皮，地肤子。风热血燥证方用凉血消风散加水牛角粉、牡丹皮。

2. 躯干部玫瑰色斑片，中央有糠秕样鳞屑，沿肋骨线分布考虑为（　　）

　A. 圆癣　　　　　　　　B. 紫白癜风　　　　　　C. 风热疮
　D. 白屑风　　　　　　　E. 带状疱疹

【正确答案】C　　　　　　【易错答案】D

【答案分析】风热疮其特点是：初发时多在躯干部先出现玫瑰色红色母斑，上有糠皮样鳞屑，继则分批出现较多、形态相仿而小的子斑。母斑一般在1～2周出现。

3. 风热疮好发于青年和中年人，以（　　）多见

　A. 冬季　　　　　　　　B. 冬春季　　　　　　　C. 春夏季
　D. 春秋季　　　　　　　E. 夏秋季

【正确答案】D　　　　　　【易错答案】B

【答案分析】风热疮好发于青年和中年人，以春秋季多见。

(二) 多选题

下列选项符合风热疮的临床表现有（　　）

　A. 先起一较大的母斑
　B. 1周后成批出现形态一致的较小子斑
　C. 皮疹上覆有较厚鳞屑
　D. 皮疹长轴与皮纹一致
　E. 可伴有瘙痒

【正确答案】ABDE　　　　【易错答案】C

【答案分析】风热疮其特点是：初发时多在躯干部先出现玫瑰色红色母斑，上有糠皮样鳞屑，继则分批出现较多、形态相仿而小的子斑。子斑一般在1～2周出现。皮疹表面覆盖有少量糠皮状细小鳞屑，多数孤立不相融合。

(三) 简答题

黄水疮的主要临床特点是什么？

【正确答案】黄水疮的主要临床特点是：

（1）黄水疮为好发于夏秋季节、儿童多发的传染性皮肤病；

（2）好发于四肢、头面等暴露部位；

（3）皮损主要表现为潜在性脓疱和脓痂。可因体位关系，形成半月状坠积性脓疱。

【易错答案】回答不全面。

第十八节　白驳风

◎ **重点** ◎

白驳风的诊断和辨证论治

◎ **难点** ◎

白驳风的病因病机

常见试题

单选题

对于紫白癜风，以下选项说法不正确的是（　　）

A. 相当于西医的花斑癣　　B. 俗称为汗斑　　C. 俗称为田螺疮

D. 好发于多汗部位　　E. 皮损为界清的圆形或不规则的无炎症性斑块

【正确答案】C　　【易错答案】A

【答案分析】紫白癜风是癣的一种类型，相当于西医学的花斑癣好发于颈部、躯干，尤其是多汗部位以及四肢近心端。皮损为界清的圆形或不规则的无炎症性斑块。

第十九节　黧黑斑

◎ **重点** ◎

黧黑斑的病因病机，掌握诊断和辨证论治

◎ **难点** ◎

黧黑斑的皮损特点、部位分布

常见试题

单选题

黧黑斑西医学称之为（　　）

A. 黄斑　　　　　　B. 暗斑　　　　　　C. 色素斑
D. 肝斑　　　　　　E. 黄褐斑

【正确答案】E　　　　　【易错答案】A

【答案分析】黧黑斑西医学称之为黄褐斑，是一种发生于颜面部的色素沉着性疾病，临床表现为颧颊、前额、鼻、唇周、颏部皮肤对称出现淡褐色或黄褐色斑片，呈蝴蝶形或不规则形，大小不一，表面平滑，边缘清楚，无自觉症状，日晒后斑色加深。男女均可罹患，但以女性多见，部分患者伴有其他慢性疾病。

第二十节　粉刺

◎ 重点 ◎

粉刺的诊断和辨证论治

◎ 难点 ◎

粉刺的病因、预防调护

常见试题

（一）单选题

1. 患者，女，20岁，面部起粉刺、丘疹反复2年，加重2周。常于月经前1周左右加重。腰时酸痛，月经量少，口干不苦，二便调，纳眠可；舌淡红苔薄黄，脉细数。以下列方剂加减治疗最恰当的是（　　）

A. 枇杷清肺饮　　　B. 龙胆泻肝汤　　　C. 知柏地黄汤合二至丸
D. 参苓白术散　　　E. 仙方活命饮

【正确答案】C　　　　　【易错答案】A

【答案分析】腰时酸痛，月经量少，口干不苦；舌淡红苔薄黄，脉细数，属于肾阴虚的表现，方用知柏地黄丸加二至丸。

2. 痤疮好发部位为（　　）

A. 头皮　　　　　　B. 面部　　　　　　C. 腹部
D. 四肢　　　　　　E. 手足

【正确答案】B　　　　　【易错答案】D

【答案分析】痤疮好发部位为面部。

（二）简答题

粉刺怎样中医内治？

【正确答案】①肺经风热证，治宜清肺散风，方用枇杷清肺饮加减；②湿热蕴结证，治宜清热化湿，方用枇杷清肺饮合黄连解毒汤加减；③痰湿凝结证，治宜化痰健脾渗湿，方用海藻玉壶汤合参苓白术散加减。

【易错答案】回答不全面。

【答案分析】粉刺的分型包括肺经风热证、湿热蕴结证、痰湿凝结证。

第二十一节 白屑风

◎ **重点** ◎

白屑风的诊断和辨证论治

◎ **难点** ◎

白屑风的临床表现

常见试题

（一）单选题

1. 脂溢性皮炎多发年龄为（　　）
   A. 青少年　　　　B. 少年　　　　C. 青壮年
   D. 中老年　　　　E. 老年
   【正确答案】C　　　　【易错答案】B
   【答案分析】脂溢性皮炎多发于青壮年。

2. 肺胃热盛之面游风常用下列方剂治疗的是（　　）
   A. 消风散　　　　B. 银翘散　　　　C. 枇杷清肺饮
   D. 参苓白术散　　E. 当归饮子
   【正确答案】C　　　　【易错答案】A
   【答案分析】风热血燥证方用消风散合当归饮子加减，肺胃热盛之面游风常用枇杷清肺饮治疗。

3. 面游风患者，发病较缓，皮损淡红，有灰白色鳞屑，伴有便溏；舌淡红苔白腻，脉滑。辨证为（　　）
   A. 肺胃热盛证　　B. 脾虚湿困证　　C. 血虚风燥证
   D. 风热犯表证　　E. 气血瘀滞证
   【正确答案】B　　　　【易错答案】A
   【答案分析】肺胃热盛证临床表现：皮疹多发生于颜面，尤其是额、颊、鼻旁等，皮疹炎症明显，或有脓疱，口臭口干，尿黄便结；舌质红苔黄，脉数。

(二)名词解释

游风

【正确答案】荨麻疹患者单纯发生在眼睑、口唇、阴部等组织疏松处,出现浮肿边缘不清,而无其他皮疹者,称为游风。

【易错答案】出现游走性红斑、丘疹的皮肤病。

【答案分析】又名赤游风或赤游丹。是一种急性的以皮肤表现为主的风证。多见于小儿,多发于口唇,眼睑、耳垂或胸腹、背部、手背等处,常急骤发作,消退亦快,游走无定。

(三)简答题

面游风内治怎样进行辨证论治?

【正确答案】①肺胃热盛证,治宜清热止痒,方用枇杷清肺饮加减;②脾虚湿困证,治宜健脾渗湿,方用参苓白术散加减;③血虚风燥证,治宜养血润燥,方用当归饮子加减。

【易错答案】回答不全面。

【答案分析】面游风分型包括肺胃热盛证、脾虚湿困证、血虚风燥证。

第二十二节 酒齇鼻

◎ 重点 ◎

酒齇鼻的病因病机、诊断和辨证论治

常见试题

(一)单选题

1.丘疹脓疱型酒齇鼻,伴口干,便秘;舌红苔黄,脉数。辨证多属( )

A.肺胃热盛证　　　　　B.热毒蕴肤证　　　　　C.气滞血瘀证
D.血热风燥证　　　　　E.痰湿凝结证

【正确答案】B　　　　　【易错答案】A

【答案分析】丘疹脓疱型酒齇鼻,伴口干,便秘;舌红苔黄,脉数,属于热毒蕴肤证。

2.最早记叙肺风、粉刺、酒齇鼻三名同种的古代文献为( )

A.《外科正宗》　　　　　B.《诸病源候论》　　　　　C.《伤寒杂病论》
D.《华佗传》　　　　　E.《内经·灵枢》

【正确答案】A　　　　　【易错答案】E

【答案分析】最早记叙肺风、粉刺、酒齇鼻三名同种的古代文献为《外科正宗》。

3.肺胃热盛证酒齇鼻常用内服方剂为( )

A.龙胆泻肝汤　　　　　B.凉血四物汤　　　　　C.枇杷清肺饮

D. 黄连解毒汤　　　　　　　E. 通窍活血汤

【正确答案】C　　　　　　　【易错答案】D

【答案分析】肺胃热盛证酒齄鼻常用内服方剂为枇杷清肺饮。黄连解毒汤适用于热毒蕴肤证。

4.酒齄鼻的初期表现为（　　）

A. 时隐时现的弥漫性红斑，见毛细血管扩张

B. 有散在痤疮样丘疹或小脓疱

C. 鼻部皮脂腺口明显增大，结缔组织增生

D. 皮色紫红，表面凹凸不平

E. 黑头粉刺多见

【正确答案】A　　　　　　　【易错答案】D

【答案分析】酒齄鼻的初期表现为时隐时现的弥漫性红斑，见毛细血管扩张。

（二）多选题

酒齄鼻药物外治常用的药物是（　　）

A. 一扫光　　　　　B. 青黛膏　　　　　C. 四黄膏

D. 颠倒散洗剂　　　E. 复方土槿皮酊

【正确答案】ACD　　　　　　【易错答案】B、E

【答案分析】酒齄鼻药物外治常用一扫光、四黄膏、颠倒散洗剂。

第二十三节　油风

◎ **重点** ◎

本病的概念、病因病机、诊断和辨证论治。

◎ **难点** ◎

脱发特点、病程及预后。

常见试题

（一）单选题

1.下列选项最符合油风的临床表现的是（　　）

A. 突然发生的片状脱发　　　B. 皮肤有萎缩斑　　　C. 头发油腻

D. 毛囊性丘疹　　　　　　　E. 头皮瘙痒

【正确答案】A　　　　　　　【易错答案】B

【答案分析】油风的临床表现最常见突然发生的片状脱发。

2.油风的表现为（   ）

A.斑片状脱发，脱发区皮肤光亮

B.脱发而头发油腻发亮

C.红斑上覆以较厚银白色鳞屑

D.不完全性秃发，长短参差不齐

E.面部多油或觉瘙痒，可伴脱发

【正确答案】A　　　　　　　【易错答案】C

【答案分析】油风斑片状脱发，脱发区皮肤光亮，白疕是红斑上覆以较厚银白色鳞屑。

3.油风临床分型不正确的是（   ）

A.血热风燥证　　　　B.肝肾不证　　　　C.气血两虚证

D.热毒炽盛证　　　　E.气滞血瘀证

【正确答案】D　　　　　　　【易错答案】B

【答案分析】油风临床分型包括血热风燥证、肝肾不足证、气血两虚证、气滞血瘀证。

（二）简答题

什么叫斑秃、全秃、普秃？

【正确答案】斑秃指头发突然呈片状脱落，脱发区头皮光滑正常，局部一般无瘙痒、疼痛等自觉症状，愈后不留疤痕的一种皮肤病。全秃指斑秃进一步发展，见头发全部脱光，但眉毛等体毛正常。普秃病情最重，头发、眉毛、阴毛等体毛都脱落，甚至全身的毳毛也脱光。

【易错答案】要点回答不全面。

【答案分析】斑秃、全秃、普秃是根据脱发的不同程度进行的分类。

第二十四节　红蝴蝶疮

◎ 重点 ◎

红蝴蝶疮的概念、病因病机及实验室检查

◎ 难点 ◎

红蝴蝶疮的诊断、辨证论治、预防调护和中医药治疗的研究进展。

常见试题

（一）单选题

1.红斑狼疮的典型红斑为（   ）

A.突出皮面的圆形红斑　　　B.水肿性红斑　　　C.风团样红斑

D.弥漫性红斑　　　　　　　E.中心凹陷，边缘稍高起的红斑

【正确答案】E 　　　　　　　　【易错答案】A

【答案分析】红斑狼疮的典型红斑为中心凹陷,边缘稍高起的红斑。

2.患者,女,28岁,面部鲜红蝶形红斑,伴高热、烦躁,神昏谵语,关节疼痛,大便干,小便短赤。舌红苔黄腻,脉细数。此属系统性红蝴蝶疮之(　　)

A.脾虚肝旺型　　　　B.气滞血瘀型　　　　C.热毒炽盛型
D.脾肾阳虚型　　　　E.阴虚火旺型

【正确答案】C 　　　　　　　　【易错答案】A

【答案分析】面部鲜红蝶形红斑,伴高热、烦躁,神昏谵语,关节疼痛,大便干,小便短赤。舌红苔黄腻,脉细数。属系统性红蝴蝶疮之热毒炽盛型。

(二)多选题

1.红斑狼疮的病因病机主要有(　　)

A.热毒炽盛　　　　B.气滞血瘀　　　　C.风热外袭
D.阴虚火旺　　　　E.脾肾阳虚

【正确答案】ABDE 　　　　　　　【易错答案】C

【答案分析】红斑狼疮的病因病机主要有热毒炽盛、气滞血瘀、阴虚火旺、脾肾阳虚。

2.红蝴蝶疮日常应注意(　　)

A.防晒
B.注意休息,不宜操劳
C.避免服用易于诱发本病的药物
D.按医嘱用药,不可自行停药或减药
E.避免进食芹菜等具有光敏感的食物

【正确答案】ABCDE 　　　　　　【易错答案】易漏选。

【答案分析】红蝴蝶疮日常应注意防晒;注意休息,不宜操劳;避免服用易于诱发本病的药物;按医嘱用药,不可自行停药或减药;避免进食芹菜等具有光敏感的食物。

第二十五节　淋病

◎ **重点** ◎

淋病的诊断与辨证论治

◎ **难点** ◎

淋病的概念、流行情况和传染途径

常见试题

（一）单选题

1. 淋菌性尿道炎的临床特点是（　　）

   A. 尿频、尿急、尿痛

   B. 尿频、尿急，尿道刺痛伴尿道溢脓

   C. 排尿困难和尿潴留

   D. 尿道滴白

   E. 生殖器溃疡

   【正确答案】B　　　　　【易错答案】A

   【答案分析】淋菌性尿道炎的临床特点是尿频、尿急，尿道刺痛伴尿道溢脓。

2. 关于淋病，下列说法错误的是（　　）

   A. 感染淋球菌所致

   B. 以尿频、尿急，尿道刺痛或尿道溢脓为主要临床表现

   C. 潜伏期大约1~2个月

   D. 女性淋病症状常不明显

   E. 急性淋病治疗首选抗生素治疗

   【正确答案】C　　　　　【易错答案】B

   【答案分析】淋病潜伏期2~10天。

3. 诊断淋病的确诊试验是（　　）

   A. 分泌物涂片　　　　B. 细菌培养和药敏试验　　　　C. 血常规检查

   D. TPPA检查　　　　　E. RPR检查

   【正确答案】B　　　　　【易错答案】D

   【答案分析】诊断淋病的确诊试验是细菌培养和药敏试验。

（二）多选题

下列关于淋病的传染途径及病原体正确的有（　　）

   A. 不洁性交传播

   B. 空气传播

   C. 接触患者分泌物污染的器具传播

   D. 新生儿分娩过程中经阴道感染

   E. 革兰氏染色阳性双球菌感染

   【正确答案】ACD　　　　　【易错答案】B、E

   【答案分析】淋病的传染途径有不洁性交传播、接触患者分泌物污染的器具传播和新生儿分娩过程中经阴道感染。

第二十六节 梅毒

◎ **重点** ◎

梅毒的诊断与治疗。

◎ **难点** ◎

梅毒的传染途径、预后。

常见试题

（一）单选题

1. 下列选项是一期梅毒的主要表现的是（　　）

A. 硬下疳　　　　　　B. 横痃　　　　　　C. 杨梅疮

D. 杨梅结毒　　　　　E. 生殖器疱疹

【正确答案】A　　　　【易错答案】B

【答案分析】一期梅毒的主要表现是硬下疳。

2. 下列选项是三期梅毒的主要表现的是（　　）

A. 硬下疳　　　　　　B. 树胶样肿　　　　C. 杨梅疮

D. 杨梅性脱发　　　　E. 扁平湿疣

【正确答案】B　　　　【易错答案】D

【答案分析】三期梅毒的主要表现是树胶样肿。

3. 梅毒的病原体是（　　）

A. 幽门螺旋菌　　　　B. 苍白螺旋体　　　C. 沙眼衣原体

D. 解脲支原体　　　　E. 生殖支原体

【正确答案】B　　　　【易错答案】A

【答案分析】梅毒的病原体是苍白螺旋体。

4. 治疗梅毒首选的方案是（　　）

A. 抗过敏疗法　　　　B. 驱梅疗法　　　　C. 激素疗法

D. 中医中药疗法　　　E. 青霉素疗法

【正确答案】E　　　　【易错答案】A

【答案分析】梅毒首选的方案是水剂普鲁卡因青霉素。

（二）多选题

1. 梅毒中医病名又称（　　）

A. 疳疮　　　　　　　B. 霉疮　　　　　　C. 杨梅疮

D. 阴部热疮　　　　　　　E. 花柳病

【正确答案】ABCE　　　　【易错答案】D

【答案分析】梅毒中医病名有疳疮、霉疮、花柳病、杨梅疮。

2. 梅毒主要的传染途径有（　　）

A. 精化传染　　　B. 气化传染　　　C. 胎传染毒

D. 消化道传染　　E. 输血

【正确答案】ABCE　　　　【易错答案】D

【答案分析】梅毒主要通过精化传染、气化传染、胎传染毒、输血。

（三）简答题

早期梅毒如何诊断？

【正确答案】早期梅毒包括一期梅毒和二期梅毒。

（1）一期梅毒的诊断依据：①有不洁性交、性接触史，潜伏期3周左右。②典型临床表现：外生殖器等性接触部位单个的无痛性，基底部呈软骨样硬度（硬下疳），伴有局部无痛性、无粘连、不化脓的淋巴结肿大（横痃）。③皮损部或淋巴结穿刺液中有苍白螺旋体。

（2）二期梅毒的诊断依据：①有不洁性交、性接触史或硬下疳病史。②典型临床表现（杨梅疮）：皮肤见斑疹、丘疹、鳞屑性丘疹、脓疱疹等多形性广泛性皮疹，黏膜可见黏膜斑、糜烂或溃疡，外阴及肛门可见扁平湿疣，伴全身淋巴结肿大。③皮损部可查到苍白螺旋体，梅毒血清反应阳性。

【易错答案】要点回答不全面。

【答案分析】根据不同特点进行诊断。

第二十七节　艾滋病

◎ 重点 ◎

本病的传播方式、诊断及辨证论治

◎ 难点 ◎

西医治疗进展和中医辨证论治方法

常见试题

（一）名词解释

窗口期

【正确答案】HIV的急性感染期的别称，指HIV感染1～6周时，出现发热、出汗、乏力、肌痛、厌食、恶心、腹泻和无渗出的咽炎，有些患者伴有头痛、畏光和脑膜刺激征等病情。

【易错答案】回答不全面。

【答案分析】多数人在感染艾滋病毒后有 3 至 6 周 "窗口期"，在此期间，人体仍在产生艾滋病毒抗体，但这些抗体尚无法测出，只能通过核酸检测检出病毒感染，但这一最初感染期感染性最强，但在各感染期都可能会传播艾滋病毒。6 周后，即在感染者体内有足够时间产生抗体后，应进行复检，以证实初检结果。

（二）简答题

艾滋病如何预防？

【正确答案】大力宣传普及艾滋病的防治知识，提倡合法安全的性生活，推广正确使用安全套。早期发现，及早确诊，尽快隔离治疗，追踪与患者有性接触的高危人群。积极治疗梅毒、软下疳、生殖器疱疹等可能促进 HIV 传播的有溃疡的性病。防止医源性 HIV 感染。

【易错答案】回答不全面。

【答案分析】目前尚无预防艾滋病的有效疫苗，因此最重要的是采取预防措施。方法如下所述。

（1）坚持洁身自爱，不卖淫、嫖娼，避免婚前、婚外性行为。

（2）严禁吸毒，不与他人共用注射器。

（3）不要擅自输血和使用血制品，要在医生的指导下使用。

（4）不要借用或共用牙刷、剃须刀、刮脸刀等个人用品。

（5）使用安全套是性生活中最有效的预防性病和艾滋病的措施之一。

（6）要避免直接与艾滋病患者的血液、精液、乳汁和尿液接触，切断其传播途径。

第十一章 肛门疾病

◎ 重点 ◎

1. 肛肠病的范围、种类
2. 肛门直肠的解剖与生理概要
3. 肛肠病的检查
4. 常用治疗方法,外治包括熏洗、外敷药物

◎ 难点 ◎

1. 便血、脱肛、疼痛、肿胀、流脓、分泌物等症状的辨证
2. 麻醉方法简介、手术方法简介

常见试题

(一)单选题

1. 下列关于肛门直肠的描述错误的是(　　)

 A. 消化道的末端

 B. 通于体外的出口

 C. 直肠起源于内胚层

 D. 肛管起源于外胚层形成的原肛

 E. 肛管直肠线是肛门与直肠解剖学概念上的分界线,在此线上下的血液供应、神经支配、内衬上皮各不相同

【正确答案】E　　　　【易错答案】A

【答案分析】肛门直肠是消化道的末端,是通于体外的出口。直肠起源于内胚层,肛管起源于外胚层。肛瓣与直肠柱的基底在直肠与肛管交界处形成一条不整齐的交界线,称为齿线。

2. 下列不是肛门直肠疾病的常见病因的是(　　)

 A. 风、燥　　　　　　　B. 湿、热　　　　　　　C. 气虚

 D. 血虚　　　　　　　　E. 寒

【正确答案】E　　　　【易错答案】A

【答案分析】肛门直肠疾病的致病因素很多,但常见的主要有风、湿、燥、热、气虚、血虚、

血瘀等。

3. 下列是肛提肌以下的肛门直肠周围间隙的是（　　）

A. 盆腔直肠间隙及直肠后间隙

B. 坐骨直肠窝

C. 盆腔直肠间隙及坐骨直肠窝

D. 直肠后间隙及坐骨直肠窝

E. 盆腔直肠间隙及直肠后间隙、坐骨直肠窝

【正确答案】B　　　　　【易错答案】A

【答案分析】盆腔直肠间隙及直肠后间隙是肛提肌以上的肛门直肠周围间隙，坐骨直肠窝是肛提肌以下的肛门直肠周围间隙。

4. 风热肠燥便血，血栓外痔初起，方用（　　）

A. 槐角丸　　　　　B. 黄连解毒汤　　　　　C. 龙胆泻肝汤

D. 大承气汤　　　　E. 润肠汤

【正确答案】A　　　　　【易错答案】B

【答案分析】清热凉血适用于风热肠燥便血，血栓外痔初起等，方用凉血地黄汤或槐角丸等。清热解毒适用于肛痛实证、外痔肿痛等，方用黄连解毒汤或仙方活命饮加减。

5. 肛管长约（　　）

A. 2 cm　　　　　B. 3 cm　　　　　C. 4 cm

D. 5 cm　　　　　E. 6 cm

【正确答案】B　　　　　【易错答案】A

【答案分析】肛管长约 3 cm，直肠全长 12 cm。

6. 乙状结肠镜检查的最佳体位是（　　）

A. 倒置位　　　　　B. 截石位　　　　　C. 膝胸位

D. 侧卧位　　　　　E. 弯腰扶椅位

【正确答案】C　　　　　【易错答案】B

【答案分析】窥肛器检查病人取侧卧位或膝胸位，嘱病人做深呼吸，放松肛门，将已插入塞芯的窥肛器慢慢地插入肛门内。

7. 直肠沿骶尾骨弯曲前方下行，与肛管形成了一近似于90的角，称为（　　）。

A. 骶尾角　　　　　B. 肛直角　　　　　C. 肛提角

D. 肛管角　　　　　E. 直肠角

【正确答案】B　　　　　【易错答案】D

【答案分析】直肠沿骶尾骨弯曲前方下行，与肛管形成了一近似于90的角，称为肛直角。

（二）多选题

1. 肛门病的预防应注意的有（　　）

A. 少吃辛辣刺激食物

B. 保持大便通畅

C. 对肛门部有关疾病应及时诊治

D. 保持肛门清洁卫生

E. 适当食用蔬菜水果，养成定时排便习惯

【正确答案】ABCDE　　　　　【易错答案】漏选。

【答案分析】肛门直肠疾病的预防与调护：①保持大便通畅，每天定时排便，临厕不宜久蹲努责。②注意饮食卫生，少食辛辣刺激性食物，多吃蔬菜水果，以助大便通畅。③保持肛门清洁，常用温水清洗肛门，勤换内裤，便纸要柔软，防止擦伤。④加强锻炼，增强体质，促进全身气血流畅和增加肠道蠕动。⑤对肛门部有关疾病应及时诊治。

2. 肛门直肠的动脉血液供应来自（　　）

A. 直肠上动脉　　　　B. 直肠下动脉　　　　C. 肛门动脉

D. 骶中动脉　　　　　E. 直肠中动脉

【正确答案】ABCD　　　　　【易错答案】E

【答案分析】肛门直肠部位的血液供应主要来自于4支动脉，即直肠上动脉、直肠下动脉、肛门动脉及骶中动脉。

3. 肛门直肠疾病常见的症状有（　　）

A. 便血、肿痛　　　　B. 脱垂　　　　　　　C. 流脓、分泌物

D. 腹胀、腹痛　　　　E. 便秘

【正确答案】ABCE　　　　　【易错答案】D

【答案分析】肛门直肠疾病常见的症状有便血、肿痛、脱垂、坠胀、流脓、便秘、便频、分泌物等。

4. 可用注射疗法治疗的肛肠疾病有（　　）

A. Ⅰ、Ⅱ、Ⅲ期内痔　　B. 混合痔的内痔部分　　C. 肛管直肠脱垂

D. 血栓性外痔　　　　　E. 结缔组织性外痔

【正确答案】ABC　　　　　【易错答案】D、E

【答案分析】注射疗法适应证：Ⅰ、Ⅱ、Ⅲ期内痔；内痔兼有贫血者；混合痔的内痔部分；肛管直肠脱垂。禁忌证：Ⅳ期内痔；外痔；内痔伴肛门周围急、慢性炎症或腹泻；内痔伴有严重肺结核或高血压、肝、肾疾病及血液病患者；因腹腔肿瘤引起的内痔和妊娠期妇女。

（三）名词解释

1. 齿线

【正确答案】肛瓣与直肠柱的基底在直肠与肛管交界处形成一条不整齐的交界线，称为齿线。

【易错答案】肛门直肠疾病的标志线。

【答案分析】肛瓣与直肠柱的基底在直肠与肛管交界处形成一条不整齐的交界线，称为齿线。

肛门直肠的解剖与生理是本节的重点，应认真掌握。

2. 肛管直肠环

【正确答案】外括约肌的深、浅二部围绕直肠纵肌及肛门内括约肌并联合肛提肌的耻骨直肠肌，环绕肛管直肠连接处，组成一肌环，称为肛管直肠环。

【易错答案】是指肛门直肠交界环。

【答案分析】外括约肌的深、浅二部围绕直肠纵肌及肛门内括约肌并联合肛提肌的耻骨直肠肌，环绕肛管直肠连接处，组成一肌环，称为肛管直肠环。手术时切断该环可引起肛门失禁。肛门直肠的解剖与生理是本节的重点，应认真掌握。

3. 截石位

【正确答案】一种用于检查治疗外阴或肛肠等疾病的一种体位。检查时患者仰卧于手术床上，两腿屈曲放在腿架上，将臀部移至台边缘，使外阴、肛门暴露良好。

【易错答案】截石位是肛门直肠疾病检查的常用体位。

【答案分析】一种用于检查治疗外阴或肛肠等疾病的一种体位。检查时患者仰卧于手术床上，两腿屈曲放在腿架上，将臀部移至台边缘，使外阴、肛门暴露良好。截石位是肛门直肠手术时常用的体位，应熟悉。

（四）简答题

试述直肠指检的操作要点及临床意义。

【正确答案】患者取侧卧位，并做深呼吸放松肛门，医生以戴有手套或指套的右手食指，涂上润滑剂，轻轻插入肛门，进行触诊检查。可以发现肛管和直肠下端有无异常改变，如皮肤变硬、波动感、硬结、狭窄、括约肌紧张度。若触及波动感，多见于肛门直肠周围脓肿；触到柔软、光滑、活动、带蒂的弹性包块，多为直肠息肉；若摸到凹凸不平结节，质硬底宽，与下层组织粘连，推之不动，同时指套上有褐色血液黏附者，应考虑为直肠癌；若手指插入引起肛门剧烈疼痛，可能为肛裂，不应再勉强插入。指诊后指套带有黏液、脓液或血液者，必要时应送实验室检查。直肠指检在肛肠检查中十分重要，常可早期发现直肠下部、肛管以及肛门周围的病变。

【易错答案】要点回答不全面。

【答案分析】肛肠病的检查是本节的重点。直肠指检有利于鉴别诊断疾病，是临床最常用且有效的方法，必须认真掌握，注意要点全面。

（五）论述题

齿线在解剖和临床上有何重要意义？

【正确答案】齿线上下的组织和结构明显不同：齿线是胚胎时内、外胚层的交界线。其在解剖和临床上意义体现为：①组织结构不同。齿线以上是黏膜组织；齿线以下是皮肤组织。解剖学认为，齿线是直肠与肛管的交界线。②神经分布不同。齿线以上的黏膜受自主神经系统支配，感觉迟钝；齿线以下的皮肤受脊髓神经系统支配，痛觉敏锐。因此，临床上齿线以上区域的疾病如内痔、息肉、溃疡等患者不感觉疼痛；齿线以下区域的疾病如肛裂、血栓外痔等患者疼痛明显。③血液供应不同。齿线以上的静脉丛是痔内静脉丛，回流至门静脉，曲张则形成内痔；齿线以下的静脉丛是痔外静脉丛，回流至下腔静脉，曲张则形成外痔。临床上内痔感染时可经门静脉而形成肝脓肿。④淋巴回流不同。齿线上部的淋巴向上回流入内脏淋巴结；齿线下部的淋巴向下回流入腹股沟淋巴结。故临床上，齿线上直肠肿瘤发生淋巴转移时，多向腹腔内转移；齿线下肛管肿瘤发生淋巴转移时，多向双侧腹股沟转移。

【易错答案】要点回答不全面。

【答案分析】由于齿线上、下组织起源不同，因此在血液供应、淋巴回流、神经支配、内衬上皮等方面也各不相同，齿线是解剖上的重要标志线。肛门直肠的解剖与生理是本节的重点，应认真一一掌握。

第一节　痔

◎ **重点** ◎

1. 痔的概念与分类
2. 内痔的病因病机
3. 内痔、外痔、混合痔的诊断

◎ **难点** ◎

痔的治疗

常见试题

（一）单选题

1. 患者，56岁，大便时伴脱出物，经检查诊断为Ⅲ期内痔下列必须具备的依据是（　　）
   A. 痔核巨大　　　　　　B. 出血量多　　　　　　C. 脱出物需用手推回
   D. 脱出物紫暗　　　　　E. 肛门松弛
   【正确答案】C　　　　　【易错答案】B

【答案分析】Ⅲ期内痔：痔核更大，大便时痔核脱出肛外，甚至行走、咳嗽、喷嚏、站立时也会脱出，不能自行回纳，须用手推回，或平卧、热敷后才能回纳；便血不多或不出血。

2. 内痔初发的主要症状是（　　）
   A. 肛门疼痛　　　　　　B. 肛门坠胀　　　　　　C. 便秘
   D. 无痛性便血　　　　　E. 便时肛内有肿物脱出
   【正确答案】D　　　　　【易错答案】E

【答案分析】内痔初期常以无痛性便血为主要症状，血液与大便不相混合，多在排便时出现手纸带血、滴血或射血。

3.患者便血呈喷射状,血色鲜红,肛镜下见齿线上左侧位黏膜隆起并有出血点,舌红苔薄黄,脉浮数。此属内痔的证型是（　　）
　　A.风热肠燥证　　　　　　B.湿热下注证　　　　　　C.气滞血瘀证
　　D.脾虚气陷证　　　　　　E.血热瘀阻证
【正确答案】A　　　　　　　【易错答案】B
【答案分析】风善行而数变,又多夹热,风热伤于肠络,导致血不循经而溢于脉外,所下之血色泽鲜红,下血暴急呈喷射状。

4.肛门有下坠感,痔核脱出,需手法复位,便血色淡,面色少华,神疲乏力,少气懒言,纳少便溏;舌淡胖,边有齿痕,苔薄白,脉弱。治宜选方是（　　）
　　A.凉血地黄汤　　　　　　B.脏连丸　　　　　　　　C.黄连解毒汤
　　D.止痛如神汤　　　　　　E.补中益气丸
【正确答案】E　　　　　　　【易错答案】A
【答案分析】脾虚气陷,无力摄纳,导致痔核脱出不能回纳。气虚则无以生化,无力摄血,气虚则血虚,导致气血两虚,故下血量多而色淡。补中益气汤能够补中益气,治疗脾虚气陷的内痔。脏连丸能够清热利湿止血,治疗湿热下注证。

5.患者,男,25岁,间歇性大便后带鲜血1年,表现为手纸带血、滴血、喷射状出血,便后出血停止,大便时无脱出。下列说法正确的是（　　）
　　A.诊断Ⅰ期内痔　　　　　B.诊断Ⅱ期内痔　　　　　C.诊断Ⅲ期内痔
　　D.诊断Ⅳ期内痔　　　　　E.诊断为内痔,但无法分期
【正确答案】A　　　　　　　【易错答案】E
【答案分析】内痔初期常以无痛性便血为主要症状,血液与大便不相混合,多在排便时出现手纸带血、滴血或射血。Ⅰ期内痔痔核较小,不脱出,以便血为主。

6.内痔多发于（　　）
　　A.截石位3、7、11点处　　B.截石位3、8点处　　　　C.截石位3、11点处
　　D.截石位6、12点处　　　　E.截石位3、9点处
【正确答案】A　　　　　　　【易错答案】D
【答案分析】内痔好发于截石位的3、7、11点处。肛裂多位于截石位6点和12点处。

7.Ⅱ、Ⅲ期内痔区别的主要依据是（　　）
　　A.便血　　　　　　　　　B.疼痛　　　　　　　　　C.痔核脱出
　　D.便后能否自行复位　　　E.肛门坠胀感
【正确答案】D　　　　　　　【易错答案】C
【答案分析】Ⅱ期内痔痔核较大,大便时可脱出肛外,便后自行回纳,便血或多或少。Ⅲ期内痔:痔核更大,大便时痔核脱出肛外,甚至行走、咳嗽、喷嚏、站立时也会脱出,不能自行回

纳，须用手推回，或平卧、热敷后才能回纳；便血不多或不出血。

8. 静脉曲张性外痔多为（　　）
A. 环形　　　　　　B. 花冠形　　　　　　C. 不规则形
D. 圆形　　　　　　E. 以上都不是
【正确答案】D　　　【易错答案】C

【答案分析】静脉曲张性外痔是痔外静脉丛发生扩大、曲张，在肛缘形成圆形或椭圆形的柔软团块，以坠胀不适感为主要表现。

9. "硬化萎缩注射术"主要适应于（　　）
A. 混合痔　　　　　B. 外痔　　　　　　　C. Ⅰ、Ⅱ期内痔
D. 内痔伴肛门周围炎症　　E. Ⅳ期内痔
【正确答案】C　　　【易错答案】A

【答案分析】硬化萎缩疗法适应于Ⅰ、Ⅱ、Ⅲ期内痔，内痔兼有贫血者，混合痔的内痔部分。禁忌证：Ⅳ期内痔，外痔，内痔伴肛门周围急、慢性炎症或腹泻，内痔伴有严重肺结核或高血压、肝、肾疾病及血液病患者，因腹腔肿瘤引起的内痔和妊娠期妇女。

10. 以截石位为准，下列说法不正确的是（　　）
A. 内痔好发于齿状线上3、7、11点处
B. 赘皮性外痔发于肛缘6、12点处
C. 血栓性外痔好发于肛缘6、12点处
D. 混合痔好发于齿线上下3、7、11点处
E. 肛裂好发于肛管6、12点处
【正确答案】C　　　【易错答案】E

【答案分析】血栓性外痔好发于肛门缘截石位3、9点处。肛裂多位于截石位6点和12点处。

11. 内痔结扎术后第7~9天，嘱病人减少活动的主要目的是（　　）
A. 防止水肿发炎　　B. 避免大出血　　　　C. 防止感染
D. 防止复发　　　　E. 防止尿潴留
【正确答案】B　　　【易错答案】A

【答案分析】在结扎后的7~9天为痔核脱落阶段，嘱患者减少行动，大便时不宜用力努挣，以避免术后大出血。结扎术后当天不要解大便，若便后痔核脱出，应立即将痔核送回肛内，以免发生水肿，加剧疼痛反应。

12. 枯痔散疗法最大的缺点是（　　）
A. 每日换药　　　　B. 术后疼痛　　　　　C. 砒中毒
D. 术后出血　　　　E. 术后感染
【正确答案】C　　　【易错答案】B

【答案分析】枯痔散为中医外用成药。一般由砒、矾、乌梅制成，具有强腐蚀作用，容易造

成砒中毒。

13. 患者，男，65岁。动则气急，欲便无力，排便时有肿物自肛门内脱出，严重时走路、咳嗽均有脱出，须手助复位，伴有少量出血；舌淡苔薄，脉细。其诊断是（　　）
   A. Ⅰ期内痔　　　　　　　B. Ⅱ期内痔　　　　　　　C. Ⅲ期内痔
   D. 肛乳头肥大　　　　　　E. 炎性混合痔
   【正确答案】C　　　　　　【易错答案】B
   【答案分析】Ⅲ期内痔：痔核更大，大便时痔核脱出肛外，甚至行走、咳嗽、喷嚏、站立时也会脱出，不能自行回纳，须用手推回，或平卧、热敷后才能回纳；便血不多或不出血。Ⅱ期内痔痔核较大，大便时可脱出肛外，便后自行回纳，便血或多或少。

14. 患者，王某，女，46岁。由于急、慢性炎症反复刺激，肛门边缘赘生皮瓣，质地柔软，不出血，无疼痛，肛门有异物感，诊断是（　　）
   A. 静脉曲张性外痔　　　　B. 血栓性外痔　　　　　　C. 结缔组织性外痔
   D. 炎性外痔　　　　　　　E. 混合痔
   【正确答案】C　　　　　　【易错答案】A
   【答案分析】结缔组织性外痔是由急、慢性炎症反复刺激，使肛缘的皮肤增生、肥大而成，痔内无曲张静脉丛。肛门异物感为其主要症状。静脉曲张性外痔是痔外静脉丛发生扩大、曲张，在肛缘形成圆形或椭圆形的柔软团块，以坠胀不适感为主要表现。

15. 患者，男性，21岁。肛门肿物伴坠痛、异物感1天，不发热，无便血。查见肛缘左侧有一半圆形肿物，约花生米大小，颜色紫暗，扪之韧硬，触痛。应诊断为（　　）
   A. 内痔脱出嵌顿　　　　　B. 直肠息肉脱出　　　　　C. 结缔组织性外痔
   D. 炎性外痔　　　　　　　E. 血栓性外痔
   【正确答案】E　　　　　　【易错答案】C
   【答案分析】血栓性外痔是指痔外静脉破裂出血，血液凝结于皮下，血栓形成而致的圆形肿物。其特点是肛门部突然剧烈疼痛，并有紫暗色肿块。结缔组织性外痔是由急、慢性炎症反复刺激，使肛缘的皮肤增生、肥大而成，痔内无曲张静脉丛。肛门异物感为其主要症状。

16. 患者，女，32岁，排便时或久蹲后，肛缘皮下有柔软青紫色团块隆起，可伴有坠胀感，团块物按压后可消失。其诊断是（　　）
   A. 结缔组织性外痔　　　　B. 静脉曲张性外痔　　　　C. 炎性外痔
   D. 血栓外痔　　　　　　　E. 混合痔
   【正确答案】B　　　　　　【易错答案】D
   【答案分析】静脉曲张性外痔是痔外静脉丛发生扩大、曲张，在肛缘形成圆形或椭圆形的柔软团块。以坠胀不适感为主要表现。血栓性外痔是指痔外静脉破裂出血，血液凝结于皮下，血栓形成而致的圆形肿物。其特点是肛门部突然剧烈疼痛，并有紫暗色肿块。

（二）多选题

1. 内痔硬化剂注射疗法的适应证是（　　）

A. 各期内痔，内痔兼有贫血
B. 混合痔的内痔部分
C. 各期外痔
D. 混合痔的外痔部
E. 结缔组织外痔

【正确答案】AB　　　　【易错答案】C、D、E

【答案分析】注射疗法适用于Ⅰ、Ⅱ、Ⅲ期内痔，内痔兼有贫血者，混合痔的内痔部分。禁忌证：Ⅳ期内痔，外痔，内痔伴肛门周围急、慢性炎症或腹泻，内痔伴有严重肺结核或高血压、肝、肾疾病及血液病患者，因腹腔肿瘤引起的内痔和妊娠期妇女。

2. 外痔的主要临床特征有（　　）

A. 便血　　　　B. 肛门有异物感　　　　C. 肛门坠胀
D. 肛门疼痛　　E. 肛门裂痛

【正确答案】BCD　　　　【易错答案】A、E

【答案分析】外痔的特点是自觉肛门坠胀、疼痛，有异物感。

3. 内痔好发于截石位（　　）

A. 3 点　　　　B. 7 点　　　　C. 11 点
D. 6 点　　　　E. 9 点

【正确答案】ABC　　　　【易错答案】D、E

【答案分析】内痔好发于截石位的 3、7、11 点处。

4. 痔的外治法有（　　）

A. 垫棉法　　　B. 塞药法　　　C. 熏洗法
D. 枯痔法　　　E. 挑治法

【正确答案】BCDE　　　　【易错答案】A

【答案分析】痔分为内痔、外痔和混合痔。内痔外治法：熏洗法、外敷法、塞药法、挑治法和枯痔散疗法。外痔外治法：熏洗法和外敷法。混合痔采用内、外痔外治法。

（三）名词解释

1. 内痔

【正确答案】内痔是生于肛门齿线以上，直肠末端黏膜下的静脉丛扩大、曲张所形成的柔软静脉团。

【易错答案】内痔发生于肛门内的痔。

【答案分析】内痔是肛门直肠疾病最常见的疾病，内痔的定义是本节的基本知识点，应认真掌握。

2. 外痔

【正确答案】外痔是指发生于肛管齿线之下的痔。内痔是生于肛门齿线以上，直肠末端黏膜下的静脉丛扩大、曲张所形成的柔软静脉团。

【易错答案】外痔发生于肛门外的痔。

【答案分析】外痔的定义是本节的基本知识点，应认真掌握。

3. 混合痔

【正确答案】混合痔是指内、外痔静脉丛曲张，相互沟通吻合，使内痔部分和外痔部分形成一整体者。

【易错答案】混合痔是既有内痔又有混合痔。

【答案分析】混合痔的定义是本节的基本知识点，易错，应认真掌握。

（四）简答题

1. 试述内痔的分期及其临床特征。

【正确答案】

Ⅰ期内痔：痔核较小，不脱出，以便血为主。

Ⅱ期内痔：痔核较大，大便时可脱出肛外，便后自行回纳，便血或多或少。

Ⅲ期内痔：痔核更大，大便时痔核脱出肛外，甚至行走、咳嗽、喷嚏、站立时也会脱出，不能自行回纳，须用手推回，或平卧、热敷后才能回纳；便血不多或不出血。

Ⅳ期内痔：痔核脱出，不能及时回纳，嵌顿于外，因充血、水肿和血栓形成，以致肿痛、糜烂和坏死，即嵌顿性内痔。

【易错答案】要点回答不全面。

【答案分析】内痔由于病程的长短及病情轻重不同，分为四期。内痔的分期是本节的重点，应一一掌握，切勿混淆。

2. 简述内痔的辨证论治。

【正确答案】①风伤肠络证，治宜清热凉血祛风，方用凉血地黄汤加减；

②湿热下注证，治宜清热渗湿止血，方用脏连丸加减；

③气滞血瘀证，治宜清热利湿、祛风活血，方用止痛如神汤加减；

④脾虚气陷证，治宜补气升提，方用补中益气汤加减。

【易错答案】要点回答不全面。

【答案分析】内痔的病因病机：风伤肠络、湿热下注、气滞血瘀和脾虚气陷。内痔的辨证论治是本节的重点难点，应认真掌握。

3. 内痔后期脱出与脱肛如何区别？

【正确答案】内痔后期脱出与脱肛的区别见下表。

	内痔	脱肛
形状	痔核分颗脱出	呈环状、不分颗、表面光滑
颜色	深红	淡红色
便血	有较长时间便血史	一般不出血
发病年龄	中年人多见	多见于儿童或老人

【易错答案】要点回答不全面。

【答案分析】内痔与脱肛在形状、颜色、便血和发病年龄方面存在不同，应认真掌握这四点，切勿遗漏、记混。

4. 内痔手术后的常见反应有哪些？

【正确答案】疼痛；小便困难；出血；发热；水肿。

【易错答案】要点回答不全面。

【答案分析】内痔的术后常见反应有5点，较简单，易掌握。

（五）病例分析题

患者张某，男，40岁，司机。便时肛内有肿物脱出伴便血2年，曾外用痔疮膏，效果欠佳。即诊：大便较干，2日一行，便时有肿物自肛内脱出，便后可自行还纳，伴便时滴鲜血数滴，肛门部坠胀不适，疼痛不显。舌质暗红，苔薄黄而腻，脉弦滑。肛门外观见肛缘皮肤呈环状不规则隆起，屏气则增大，色紫暗。肛门指诊直肠空虚，左侧、右前、右后齿线上可触及柔软团块，指套无脓血。肛镜下见齿线上左侧、右前、右后方黏膜隆起，均如杨梅大小，色暗红，与齿线下方隆起的皮肤连成一体，其中右后方黏膜表面糜烂。

要求回答下列问题：①诊断（包括中、西医病名）；②辨证；③治法；④方剂。

【正确答案】

①诊断：痔（中医）；混合痔，Ⅱ期内痔，静脉曲张性外痔（西医）。

②辨证：湿热下注证。

③治法：清热利湿，凉血止血。

④方剂：脏连丸加减。

【易错答案】诊断不全。

【答案分析】患者症状较多，可诊断为痔（中医）；混合痔，Ⅱ期内痔，静脉曲张性外痔（西医）。诊断易遗漏，应认真谨慎。患者伴便时滴鲜血数滴，肛门部坠胀不适，疼痛不显。舌质暗红，苔薄黄而腻，脉弦滑，不难诊断为湿热下注证。

第二节 肛痈

◎ 重点 ◎

1. 肛痈的定义及病因病机
2. 肛痈的诊断

◎ 难点 ◎

肛痈的治疗

常见试题

(一) 单选题

1. 肛门肿痛剧烈，持续数日，痛如鸡啄，难以入寐，伴有恶寒发热，口干，便秘，小便困难，肛周红肿，按之有波动感或穿刺有脓，舌红，苔黄，脉弦滑。关于辨证，下列选项最贴切的是（　　）

   A. 湿毒蕴结证　　　　B. 阴虚毒恋证　　　　C. 火毒炽盛证
   D. 湿热下注证　　　　E. 阴虚火旺证

   【正确答案】C　　　　【易错答案】B

   【答案分析】肛门肿痛剧烈，持续数日，痛如鸡啄，肛周红肿，按之有波动感或穿刺有脓，为脓已成。因感受火热邪毒，随血下行，蕴结于肛门，经络阻隔，瘀血凝滞，热盛肉腐而成脓。阴虚毒恋证多溃后脓出稀薄，伴有午后潮热，心烦口干，盗汗。

2. 大多数肛门直肠周围脓肿的成因是（　　）

   A. 外痔感染　　　　B. 内痔感染　　　　C. 肛隐窝感染
   D. 肛乳头感染　　　E. 直肠息肉感染

   【正确答案】C　　　　【易错答案】E

   【答案分析】肛痈多系肛隐窝感染后，炎症沿肛门腺导管延至肛门腺体，继而向肛门直肠周围间隙组织蔓延而致。

3. 患者突起肛旁肿痛，伴恶寒，发热，肛旁有一硬结，触痛明显。首先应考虑是（　　）

   A. 肛裂　　　　B. 肛痈　　　　C. 血栓外痔
   D. 肛瘘　　　　E. 混合痔

   【正确答案】B　　　　【易错答案】D

   【答案分析】肛痈主要表现为肛门周围皮肤发红、疼痛、肿胀、结块，伴寒战高热，溃破后大多形成肛漏。肛漏的特点是以局部反复流脓、疼痛、瘙痒为主要症状，并可触及或探及瘘管通向肛门或直肠。

4. 患者，男，54岁，肛周包块逐渐增大伴疼痛4天余。4天前曾参加宴会，席间饮酒及进食辛辣食物。来诊后测得体温38.2℃，触之中心部位质地软，触痛明显。下列说法错误的是（　　）

A. 本病为肛管直肠周围间隙发生急、慢性感染而形成的脓肿
B. 多因过食肥甘、辛辣、醇酒等物，湿浊不化，热邪蕴结而致
C. 本病因脓肿的部位和深浅不同，症状也有差异
D. 治宜清热解毒透脓，方用透脓散加减
E. 暂不宜行切开引流术

【正确答案】E 　　　　　【易错答案】D

【答案分析】肛痈是肛管直肠周围间隙发生急、慢性感染而形成的脓肿。过食醇酒厚味及辛辣肥甘之品，损失脾胃，酿生湿热，湿热下注大肠，阻滞经络，气血壅滞肛门而成肛痈。由于脓肿的部位和深浅不同，症状也有差异。患者肛周触之中心部位质地软，为内已成脓，属火毒炽盛证，应清热解毒透脓，用透脓散加减治疗。肛痈应切开排脓。

5. 肛痈的发生多与（　　）感染化脓有关。
A. 毛囊　　　　　　B. 皮脂腺　　　　　　C. 肛门腺
D. 皮肤　　　　　　E. 汗腺

【正确答案】C　　　　　【易错答案】D

【答案分析】肛痈多系肛隐窝感染后，炎症沿肛门腺导管延至肛门腺体，继而向肛门直肠周围间隙组织蔓延而致。

6. 肛痈分类中不属于高位脓肿的是（　　）
A. 坐骨直肠窝脓肿　　B. 骨盆直肠间隙脓肿　　C. 直肠后间隙脓肿
D. 肛门旁皮下脓肿　　E. 直肠黏膜下脓肿

【正确答案】D　　　　　【易错答案】C

【答案分析】肛痈分为肛门旁皮下脓肿、坐骨直肠间隙脓肿、骨盆直肠间隙脓肿和直肠后间隙脓肿四类。肛门旁皮下脓肿为低位脓肿，坐骨直肠间隙脓肿、骨盆直肠间隙脓肿和直肠后间隙脓肿为高位脓肿。

（二）多选题
与肛痈的病因病机有关的因素有（　　）
A. 过食肥甘辛辣、醇酒等　B. 湿热蕴结，下注大肠　C. 毒阻经络，瘀血凝滞
D. 热盛肉腐成脓　　　　　E. 外感热毒

【正确答案】ABCD　　　　【易错答案】E

【答案分析】感受火热邪毒，随血下行，蕴结于肛门，经络阻隔，瘀血凝滞，热盛肉腐而成脓。过食醇酒厚味及辛辣肥甘之品，损失脾胃，酿生湿热，湿热下注大肠，阻滞经络，气血壅滞肛门而成肛痈。

（三）名词解释
肛痈

【正确答案】肛痈是肛管直肠周围间隙发生急、慢性感染而形成的脓肿。相当于西医学的肛

门直肠周围脓肿。

【易错答案】肛痈是肛门的急性化脓性炎症。

【答案分析】肛痈是肛管直肠周围间隙发生急、慢性感染而形成的脓肿。相当于西医学的肛门直肠周围脓肿。肛痈的定义是本节的基本知识点,应认真掌握。

(四)简答题

试述肛痈手术常用的三种手术方法及其适应证。

【正确答案】①脓肿一次切开法,适用于浅部肛周皮下脓肿。②一次切开挂线法,适用于高位脓肿,如坐骨直肠间隙脓肿、骨盆直肠间隙脓肿、直肠后间隙脓肿积马蹄形脓肿等。③分次手术,适用于体质虚弱或不愿住院治疗的深部脓肿患者。

【易错答案】要点回答不全面。

【答案分析】肛痈的手术方法有三种,适应证是本节的难点,手术方法与适应证应认真对应,一一掌握。

(五)病例分析题

患者,男,23岁。主诉肛门肿痛6天,因劳累肛门周围突然肿痛,持续加剧,自昨日起肛门痛如鸡啄,难以入寐。伴有恶寒,发热,口干便秘,小便困难。肛肠科检查:肛门右前位有一肿块,约有5cm×5cm,红肿,高突,触痛明显,按之有波动感,表面灼热。肛内指诊,右前位齿线区可扪及凹陷内口。舌红苔黄,脉弦滑。

请写出中西医诊断、证型、治则、内治法代表方剂、辅助检查方法、手术方案。

【正确答案】

诊断:肛痈(中医)。肛周脓肿(西医)。

证型:火毒炽盛。

治则:清热解毒透脓。

代表方剂:透脓散加减。

辅助检查方法:血常规化验、B超检查、磁共振检查等。

手术方案:切开引流或行脓肿一次切开法。

【易错答案】辨证不准确。

【答案分析】肛痈主要表现为肛门周围皮肤发红、疼痛、肿胀、结块,伴寒战高热,溃破后大多形成肛漏。该病不难诊断为肛痈。患者伴有恶寒,发热,口干便秘,小便困难;舌红苔黄,脉弦滑,证属火毒炽盛证,应注意与热毒蕴结证鉴别。

第三节 肛漏

◎ 重点 ◎

1.肛漏的病因病机

2. 肛漏的诊断与分类
3. 肛漏的挂线疗法和切开疗法的适应证、禁忌证及治疗原理

◎ 难点 ◎

肛漏手术注意事项

常见试题

(一) 单选题

1. 肛漏的临床特点是（　　）
   A. 疼痛、便血　　　　　B. 流脓、疼痛、瘙痒　　　　C. 疼痛、瘙痒
   D. 流脓、瘙痒、便血　　E. 无痛性便血
   【正确答案】B　　　　【易错答案】D
   【答案分析】肛漏的特点是以局部反复流脓、疼痛、瘙痒为主要症状。

2. 肛周经常流脓液，脓质稠厚，胀痛，局部灼热，肛周有溃口，按之有索状物通向肛内；舌红苔黄，脉弦或滑。此属于肛漏的（　　）
   A. 湿热下注证　　　　B. 阴液亏虚证　　　　C. 正虚邪恋证
   D. 湿毒蕴结证　　　　E. 脾虚湿蕴证
   【正确答案】A　　　　【易错答案】D
   【答案分析】肛漏的特点是以局部反复流脓、疼痛、瘙痒为主要症状，并可触及或探及瘘管通向肛肠或直肠。肛漏辨证论治分为湿热下注证、正虚邪恋证和阴液亏损证。肛痈溃后，湿热未清，蕴结不散，留连肉腠而为漏患。舌红苔黄，脉弦或滑为湿热下注证的舌脉表现。

3. 肛漏多是（　　）的后遗症
   A. 内痔　　　　　　　　B. 肛裂　　　　　　　　C. 肛门直肠周围脓肿
   D. 外痔　　　　　　　　E. 脱肛
   【正确答案】C　　　　【易错答案】B
   【答案分析】肛漏是指直肠或肛管与肛门周围皮肤相通所形成的异常通道，也称为肛管直肠瘘，简称肛瘘。肛漏多是肛痈的后遗症。

4. 肛漏的内口位大多数在（　　）
   A. 齿线　　　　　　　　B. 肛管直肠环　　　　　　C. 肛白线
   D. 肛管齿线处的肛窦内　E. 肛柱
   【正确答案】D　　　　【易错答案】A
   【答案分析】肛漏一般由原发性内口、瘘管和继发性外口三部分组成，也有仅具内口或外口者。内口为原发性，绝大多数在肛管齿线处的肛窦内。

5. 肛漏临床常用的高、低位分类法是以（　　）为界

A. 肛门外括约肌深部

B. 肛管直肠环

C. 肛门内括约肌下缘

D. 肛门外括约肌浅部

E. 肛门外括约肌皮下部

【正确答案】A　　　　　【易错答案】B

【答案分析】1975年全国首届肛肠学术会议制定了肛漏的统一分类标准，以外括约肌深部画线为标志，漏管经过此线以上者为高位，在此线以下者为低位。

6.肛漏手术成败的关键在于（　　）

A. 切除瘘管管壁

B. 避免损伤内括约肌

C. 正确找到内口并切开或切除

D. 将外口及瘘管切除

E. 以上都不是

【正确答案】C　　　　　【易错答案】D

【答案分析】肛漏以手术治疗为主。手术成败的关键在于正确地找到内口，并准确地处理内口，否则创口就不能愈合，即使暂时愈合，日久又会复发。

(二) 多选题

1.复杂性肛漏的治疗常用（　　）

A. 中药外敷疗法　　　　B. 灌肠疗法　　　　C. 直肠周围注射疗法

D. 手术切除疗法　　　　E. 挂线疗法

【正确答案】DE　　　　　【易错答案】A、B、C

【答案分析】复杂性肛漏以手术治疗为主，包括挂线疗法和切开疗法。

2.临床上常将肛漏分为（　　）

A. 单纯性肛漏　　　　B. 结核性肛漏　　　　C. 复杂性肛漏

D. 马蹄性肛漏　　　　E. 高位复杂性肛漏

【正确答案】AC　　　　　【易错答案】B、D、E

【答案分析】临床上将肛漏分为单纯性肛漏和复杂性肛漏。

3.肛漏常用的手术疗法有（　　）

A. 挂线疗法　　　　B. 结扎疗法　　　　C. 切开疗法

D. 切开与挂线相结合疗法　　　　E. 切开与结扎相结合疗法

【正确答案】ACD　　　　　【易错答案】B、E

【答案分析】肛漏常用的手术疗法有挂线疗法、切开疗法、切开与挂线相结合等。

（三）名词解释

肛漏

【正确答案】肛漏是指直肠或肛管与肛门周围皮肤相通所形成的异常通道，也称为肛管直肠瘘，简称肛瘘。肛漏一般由原发性内口、瘘管和继发性外口三部分组成。

【易错答案】肛漏是肛门周围的异常通道。

【答案分析】肛漏的定义是本节的基本知识点，应认真掌握。

（四）简答题

简述肛漏的辨证论治。

【正确答案】

①湿热下注证，治宜清热利湿，方用二妙丸合草薢渗湿汤加减；

②正虚邪恋证，治宜托里透毒，方用托里消毒饮加减；

③阴液亏虚证，治宜养阴清热，方用青蒿鳖甲汤加减。

【易错答案】要点回答不全面。

【答案分析】肛漏的辨证论治是本节的重点，应认真掌握，证型、治法与方药勿记混。

（五）病例分析题

患者陈某，男，48岁。有肛痈切开术史，5年来肛门右侧经常肿痛、流脓等。

肛门视诊：膝胸位，5点距肛缘约3 cm处有流脓外口，周围皮肤潮红、糜烂、滋水及有色素沉着等，用银质探针可在距肛缘8 cm稍上方探及一内口。

要求：

（1）此病人可否立即行肛漏手术？为什么？

（2）手术方法如何？所采用的手术方法据何考虑？

【正确答案】

（1）此病人不能立即行肛漏手术，因其肛漏外口流脓为炎症期，又伴发湿疮，故需先消除漏管炎症和治疗湿疮，然后行肛漏根治手术。

（2）由于此病人肛漏经探针检查内口在肛管直肠环稍上位置，属高位肛漏，手术应采用切开和挂线术，采用此手术方法可有效避免肛门失禁等严重后果。

【易错答案】要点回答不全面。

【答案分析】由于此病人肛漏经探针检查内口在肛管直肠环稍上位置，属高位肛漏，手术应采用切开和挂线术，手术名称是本题的难点，相应知识点应认真掌握。

第四节　肛裂

◎ 重点 ◎

1.肛裂的定义与病因病机

2. 肛裂的主要症状与分类

3. 肛裂的辨证论治

◎ 难点 ◎

肛裂手术治疗的不同方法及其适应证

常见试题

（一）单选题

1. 下列选项不是早期肛裂的特点的是（　　）
   A. 发病时期较短　　　　B. 创面底部有灰白色的栉膜带　　C. 创面边缘整齐
   D. 创面柔软有弹性　　　E. 创面鲜红，呈梭形
   【正确答案】B　　　　【易错答案】C
   【答案分析】早期肛裂发病时间较短，仅在肛管皮肤见一个小的溃疡，创面浅而色鲜红，边缘整齐而有弹性。

2. 患者大便秘结，便时肛门剧痛，并伴滴鲜血。首先应考虑是（　　）
   A. 内痔　　　　　　　　B. 肛裂　　　　　　　　C. 肛隐窝炎
   D. 肛管结核性溃疡　　　E. 血栓性外痔
   【正确答案】B　　　　【易错答案】A
   【答案分析】肛裂以肛门周期性疼痛、出血、便秘、瘙痒为主要特点。内痔初期常以无痛性便血为主要症状，血液与大便不相混合，多在排便时出现手纸带血、滴血或射血。

3. 肛裂好发于（　　）
   A. 截石位6、12点处　　B. 截石位3、7、11点处　　C. 截石位3、8点处
   D. 截石位1、5、7点处　E. 截石位3、9点处
   【正确答案】A　　　　【易错答案】B
   【答案分析】肛裂多位于截石位6点和12点处。内痔好发于截石位的3、7、11点处。

4. 肛裂疼痛的特点是（　　）
   A. 阵发性疼痛　　　　　B. 周期性疼痛　　　　　C. 间歇性疼痛
   D. 持续性疼痛　　　　　E. 转移性疼痛
   【正确答案】B　　　　【易错答案】C
   【答案分析】肛裂以肛门周期性疼痛、出血、便秘、瘙痒为主要特点。

5. 早期肛裂可用（　　）涂于裂口，每天2次
   A. 七三丹　　　　　　　B. 生肌玉红膏蘸生肌散　　C. 枯痔散
   D. 九一丹　　　　　　　E. 金黄膏
   【正确答案】B　　　　【易错答案】C

【答案分析】早期肛裂可用生肌玉红膏蘸生肌散涂于裂口，每天1~2次。陈旧性肛裂可用七三丹或枯痔散等腐蚀药搽于裂口，2~3天腐脱后改用生肌白玉膏、生肌散收口。

6. 肛裂病因病机为（　　）
   A. 风热下迫　　　　　B. 气血凝滞　　　　　C. 气虚下陷
   D. 气血两虚　　　　　E. 阴虚津乏或热结肠燥
   【正确答案】E　　　　【易错答案】A
   【答案分析】肛裂多由血热肠燥或阴虚津乏，大便秘结，排便努挣，导致肛门皮肤裂伤。

7. 肛裂在中医文献中称为（　　）
   A. 酒痔　　　　　　　B. 血痔　　　　　　　C. 钩肠痔
   D. 牡痔　　　　　　　E. 锁肛痔
   【正确答案】C　　　　【易错答案】B
   【答案分析】肛裂是齿状线下肛管皮肤纵行全层裂开或形成的缺血性溃疡。属中医"钩肠痔""裂痔"范畴。

8. 肛裂常见的发生部位见于（　　）
   A. 肛门左中位　　　　B. 肛门右中位　　　　C. 肛门左后位
   D. 肛门右前位　　　　E. 肛门后中位
   【正确答案】E　　　　【易错答案】B
   【答案分析】肛裂的部位一般在肛门前后正中位，尤以后位多见，位于前正中线的肛裂多见于女性。

（二）多选题

1. 关于肛裂，下列说法正确的有（　　）
   A. 好发于青壮年　　　B. 肛门周期性裂痛　　C. 常见粪便中混夹带鲜血
   D. 常伴便秘　　　　　E. 常伴发热等全身症状
   【正确答案】ABCD　　【易错答案】E
   【答案分析】肛裂是齿状线下肛管皮肤纵行全层裂开或形成的缺血性溃疡。本病好发于青壮年，女性多于男性。肛裂以肛门周期性疼痛、出血、便秘、瘙痒为主要特点，全身症状不明显。

2. 陈旧性肛裂常伴有的病理改变有（　　）
   A. 肛乳头肥大　　　　B. 赘皮性外痔　　　　C. 栉膜带形成
   D. 潜性肛瘘形成　　　E. 外括约肌肥厚
   【正确答案】ABCD　　【易错答案】E
   【答案分析】裂口、栉膜带、赘皮性外痔、单口内瘘、肛窦炎、肛乳头炎和肛乳头肥大的病理改变是陈旧性肛裂的特征。

（三）名词解释

肛裂

【正确答案】肛裂是齿状线下肛管皮肤纵行全层裂开或形成的缺血性溃疡。

【易错答案】肛裂是指肛门裂口。

【答案分析】肛裂的定义是本节的基本知识点，应认真掌握。

（四）简答题

1. 肛裂如何预防与调摄？

【正确答案】

①养成良好的排便习惯，及时治疗便秘；

②多食蔬菜水果，防止大便干燥；

③注意肛门清洁，避免感染；

④肛裂后宜及早治疗，防止继发其他肛门疾病。

【易错答案】要点回答不全面。

【答案分析】肛裂病人多数有习惯性便秘，又因恐惧大便时疼痛而不愿定时排便，故便秘加重，形成恶性循环。肛裂在肛肠科疾病中发病率仅次于痔，肛裂的预防与调摄非常重要，也是本节的重点，应认真掌握。

2. 何为肛裂的周期性疼痛？

【正确答案】肛裂患者在排便时因粪便刺激局部溃疡面，引发撕裂样疼痛，持续数分钟后减轻或缓解，随后括约肌持续性痉挛收缩而剧烈疼痛，可持续数小时，直至括约肌疲劳松弛后，疼痛逐渐缓解，这一过程称为肛裂周期性疼痛。

【易错答案】要点回答不全面。

【答案分析】肛裂以肛门周期性疼痛、出血、便秘、瘙痒为主要特点。周期性疼痛是肛裂的疼痛特点，应认真掌握。

（五）论述题

试述肛裂的治疗原则。

【正确答案】

总则：通畅大便，消除裂疮。（软化大便，保持大便通畅，制止疼痛，解除括约肌痉挛，中断恶性循环，促使创面愈合。）

初发肛裂：以润肠通便、止痛止血，促进裂损愈合为主，一般不必手术。

慢性肛裂：久不愈合，有并发症时可手术治疗。

【易错答案】要点回答不全面。

【答案分析】肛裂多由血热肠燥或阴虚津乏，大便秘结，排便努挣，导致肛门皮肤裂伤，湿热蕴阻，染毒而发。肛裂以肛门周期性疼痛、出血、便秘、瘙痒为主要特点，应润肠通便，止痛止血。肛裂又分为早期肛裂和陈旧性肛裂，根据不同时期，采取不同方法治疗。

（六）病例分析题

患者王某，女，22岁，学生。排便时肛门疼痛伴便血反复发作半年。患者平时喜食辛辣，每考试前精神紧张即引起大便干结，2～3日一次，排便时肛门疼痛呈刀割样，排便后稍有缓解，后又出现痉挛性疼痛，持续3小时始能缓解，伴大便时出血，色鲜红，小便黄溲；舌偏红，脉数。曾用各种痔疮膏效不显。

要求回答下列问题：①诊断（包括中、西医病名）；②辨证；③治法；④方剂。

【正确答案】

①诊断：裂疮（中医）；肛裂（西医）

②辨证：血热肠燥证。

③治法：清热润肠通便。

④方剂：凉血地黄汤合脾约麻仁丸加减。

【易错答案】辨证不准确。

【答案分析】肛裂以肛门周期性疼痛、出血、便秘、瘙痒为主要特点，全身症状不明显。

不难诊断为肛裂。患者伴大便时出血，色鲜红，小便黄溲，舌偏红，脉数，证属血热肠燥证，注意与气滞血瘀证鉴别。

第五节　脱肛

◎ 重点 ◎

1. 脱肛的定义及病因病机
2. 脱肛的症状与分类
3. 脱肛的内治法

◎ 难点 ◎

1. 脱肛的其他疗法
2. Ⅰ度直肠黏膜脱垂与内痔脱出的鉴别

常见试题

（一）单选题

1.患者便后肿物脱出，不能自行回纳，少许黏液，检查可见脱出物呈圆锥状，淡红色，表面为环状而有层次的黏膜皱襞。首先应考虑的病是（　　）

A.Ⅲ期内痔　　　　　　B.直肠脱垂　　　　　　C.直肠息肉

D.结肠息肉　　　　　　E.外痔

【正确答案】B　　　　　【易错答案】A

【答案分析】Ⅱ度脱垂为直肠全层脱出，长5～10cm，呈圆锥形，淡红色，表面为环状而有层次的黏膜皱襞，触之较厚，有弹性，肛门松弛，便后有时需用手复位。Ⅲ期内痔：痔核更大，大便时痔核脱出肛外，甚至行走、咳嗽、喷嚏、站立时也会脱出，不能自行回纳，须用手推回，或平卧、热敷后才能回纳；便血不多或不出血。

2. 脱肛的临床特点是（　　）
A. 直肠黏膜及直肠反复脱出肛门外伴肛门松弛
B. 内痔脱出不能回纳
C. 便血伴肿物脱出
D. 疼痛
E. 合并腹部胀痛

【正确答案】A　　　　【易错答案】C

【答案分析】脱肛的特点是直肠黏膜及直肠全层反复脱出肛门外，伴肛门松弛。

3. 肛内肿物脱出，色紫暗或深红，甚则见表面部分溃破、糜烂，肛门坠痛；舌红苔黄腻，脉弦数。此属脱肛的证型是（　　）
A. 脾虚气陷证　　　B. 湿热下注证　　　C. 中气不足证
D. 气滞血瘀证　　　E. 肝郁气滞证

【正确答案】B　　　　【易错答案】A

【答案分析】脱肛辨证分型包括脾虚气陷证和湿热下注证。湿热下注证多出现表面部分溃破、糜烂，肛门坠痛；舌红苔黄腻，脉弦数。脾虚气陷证多伴有肛门坠胀，大便带血，神疲乏力，食欲不振；舌淡苔薄白，脉细弱。

4. Ⅰ度脱肛需要鉴别的疾病是（　　）
A. Ⅰ期内痔　　　B. 直肠息肉　　　C. 结缔组织外痔
D. Ⅱ期内痔　　　E. 以上都不是

【正确答案】D　　　　【易错答案】A

【答案分析】Ⅰ度脱垂为直肠黏膜脱出，脱出物淡红色，长约3～5cm，触质柔软，无弹性，不易出血，便后可自然回复。Ⅱ期内痔痔核较大，大便时可脱出肛外，便后自行回纳，便血或多或少。Ⅰ期内痔痔核较小，不脱出，以便血为主。

5. Ⅲ度直肠脱垂的形态是（　　）
A. 圆锥形　　　B. 圆柱形　　　C. 分颗状
D. 菜花状　　　E. 椭圆形

【正确答案】B　　　　【易错答案】A

【答案分析】Ⅲ度脱垂为直肠及部分乙状结肠脱出，长达10cm以上，呈圆柱形，紫红色，触之很厚，肛门松弛无力。

6. 患者，男，30岁。肛门部有物反复脱出近10年。检查：脱出物呈圆锥状，长约7cm，上可见沟纹。其诊断是（　　）
A. 混合痔　　　B. 内痔三期　　　C. Ⅰ度直肠脱垂

D. Ⅱ度直肠脱垂　　　　　　　E. Ⅲ度直肠脱垂

【正确答案】D　　　　　　　【易错答案】E

【答案分析】Ⅱ度脱垂为直肠全层脱出，长5～10 cm，呈圆锥形，淡红色，表面为环状而有层次的黏膜皱襞，触之较厚，有弹性，肛门松弛，便后有时需用手复位。Ⅲ度脱垂为直肠及部分乙状结肠脱出，长达10 cm以上，呈圆柱形，紫红色，触之很厚，肛门松弛无力。

（二）多选题

1. 脱肛的临床症状有（　　）

A. 脱出　　　　　　　B. 分泌黏液　　　　　　　C. 瘙痒
D. 疼痛　　　　　　　E. 便血

【正确答案】ABC　　　　　　【易错答案】D、E

【答案分析】脱肛以肛门部肿物脱出为主要临床表现，反复脱出日久可致黏液血便、坠胀不适、肛门潮湿瘙痒等症状，甚至发生嵌顿坏死。

2. 脱肛多见于（　　）

A. 儿童　　　　　　　B. 老年人　　　　　　　C. 久病体弱者
D. 身高瘦弱者　　　　E. 体胖者

【正确答案】ABCD　　　　　　【易错答案】E

【答案分析】脱肛多见于儿童、老年人、久病体弱者及身高瘦弱者。

（三）名词解释

脱肛

【正确答案】脱肛是直肠黏膜、肛管、直肠全层和部分乙状结肠向下移位而脱出肛门外的一种疾病。

【易错答案】脱肛是指直肠肛门脱出于外。

【答案分析】脱肛的定义是本节的基本知识点，应认真掌握。

（四）简答题

简述脱肛的病因。

【正确答案】脱肛多因气血不足，气虚下陷，不能固摄，以致肛管直肠向外脱出。如小儿稚嫩，气血未旺；年老体衰，气血双亏；妇人经产，耗伤气血；劳倦过度，久病体弱；久泻久痢，大肠虚冷等诸多因素均可导致气血不足，中气下陷，肛门失于固摄而发病。

【易错答案】要点回答不全面。

【答案分析】脱肛的发生与肺、脾、肾功能失调有直接关系，各种原因导致的肺、脾、肾虚损均可引发本病。脱肛的病因是本节的重点，应认真掌握。

（五）病例分析题

患者汪某，男，70岁。患有慢性支气管炎和肺气肿，气促、乏力、咳嗽及肛门常有肿块脱出，平时手托能还纳，今日大便后肿块则不能推入肛内，肛门及下腹部坠痛不适等。

肛门视诊：脱出物呈圆柱状，已发生水肿、糜烂，色呈青紫，时有血性黏液流出等。

要求：本病的诊断、病因病机及治疗。

【正确答案】

（1）应诊断为嵌顿性三度脱肛。患者年已古稀，罹患慢支和肺气肿，而气促、久咳、乏力、脱肛等，其病机应是气血不足，中气下陷，肛周及盆底肌松弛，上提无力所致脱出肛外肿物并发嵌顿。

（2）该患者因年事已高，又有肺气肿及肺心病之虞，不能支持作会阴直肠切除术，其手术治疗可考虑待嵌顿消除后，行肛管缩窄术或中医中药内治，以益气补中，升阳举陷，温阳纳气为法，方用补中益气汤合人参蛤蚧散加减。

【易错答案】病因病机分析不全面。

【答案分析】脱肛多因气血不足，气虚下陷，不能固摄，以致肛管直肠向外脱出。如小儿稚嫩，气血未旺；年老体衰，气血双亏；妇人经产，耗伤气血；劳倦过度，久病体弱；久泻久痢，大肠虚冷等诸多因素均可导致气血不足，中气下陷，肛门失于固摄而发病。本题的难点在于病因病机的分析，应认真掌握。

第六节 息肉痔

◎ **重点** ◎

1. 息肉痔的概念
2. 息肉痔的病因病机
3. 息肉痔的辨证论治

◎ **难点** ◎

注射疗法、结扎法、电烙法的适应证

常见试题

（一）单选题

1. 息肉痔是临床上常见的（　　）

A. 恶性肿瘤　　　　　B. 内痔　　　　　C. 良性肿瘤

D. 混合痔　　　　　E. 外痔

【正确答案】C 　　　　【易错答案】A

【答案分析】息肉痔是指发生于直肠黏膜上的赘生物，是一种常见的直肠良性肿瘤。锁肛痔是发生在肛管直肠的恶性肿瘤。

2. 关于息肉痔，下列说法错误的是（　　）

A. 是直肠内黏膜上的赘生物

B. 是常见的直肠结肠良性肿瘤

C. 儿童多为单发性

D. 青、壮年多为多发性

E. 本病预后佳,没有癌变可能

【正确答案】E 【易错答案】D

【答案分析】息肉痔是指发生于直肠黏膜上的赘生物,是一种常见的直肠良性肿瘤。很多息肉积聚在一起或全段大肠者,可分为单发性和多发性两种。单发性多见于儿童,后者多见于青壮年。本病少数可发生恶变,尤以多发性息肉者恶变较多。

3. 儿童便血,大便次数和性质无明显改变者,多为(　　)

A. 内痔　　　　　　　B. 外痔　　　　　　　C. 混合痔

D. 锁肛痔　　　　　　E. 息肉痔

【正确答案】E 【易错答案】A

【答案分析】息肉痔是指发生于直肠黏膜上的赘生物,是一种常见的直肠良性肿瘤。其特点为肿物蒂小质嫩,其色鲜红,便后出血。儿童多为单发性息肉。内痔多见于20岁以上的青壮年。

4. 患者,女性,8岁。大便带鲜血5天,无明显腹痛,首先考虑(　　)

A. 直肠息肉　　　　　B. 肛裂　　　　　　　C. 内痔

D. 外痔　　　　　　　E. 脱肛

【正确答案】A 【易错答案】C

【答案分析】息肉痔是指发生于直肠黏膜上的赘生物,是一种常见的直肠良性肿瘤。西医学称之为直肠息肉。其特点为肿物蒂小质嫩,其色鲜红,便后出血。儿童多为单发性息肉。内痔多见于20岁以上的青壮年。

(二)多选题

1. 息肉痔的病因病机与下列因素有关的是(　　)

A. 湿热下迫大肠,肠道气机不利

B. 热胜肉腐

C. 经络阻滞

D. 瘀血浊气凝聚

E. 肝郁气滞

【正确答案】ACD 【易错答案】B、E

【答案分析】饮食不节或劳倦过度,导致脾胃运化功能不足,湿邪内生,下注大肠,经络阻塞,瘀血、浊气凝聚不散,气滞血瘀,日久而发为息肉。

2. 息肉痔的手术方法有(　　)

A. 注射法　　　　　　B. 电烙法　　　　　　C. 结扎法

D. 直肠结肠切除术　　　　E. 灌肠法

【正确答案】ABCD　　　【易错答案】E

【答案分析】息肉痔的手术方法包括：结扎法、套扎法、直肠结肠切除术、注射疗法、电烙法、内镜下黏膜剥离术，全直肠系膜切除术。灌肠法为外治法，非手术方法。

（三）名词解释

息肉痔

【正确答案】息肉痔是指发生于直肠黏膜上的赘生物，是一种常见的直肠良性肿瘤。

【易错答案】息肉痔是肛门直肠的恶性肿瘤。

【答案分析】息肉痔是指发生于直肠黏膜上的赘生物，是一种常见的直肠良性肿瘤。锁肛痔是发生在肛管直肠的恶性肿瘤。息肉痔易与锁肛痔记混，注意区别。

（四）简答题

息肉痔的辨证论治。

【正确答案】

①风伤肠络证，治宜清热凉血、祛风止血，方用槐角丸加减；

②气滞血瘀证，治宜活血化瘀、软坚散结，方用少腹逐瘀汤加减；

③脾气亏虚证，治宜补益脾胃，方用参苓白术散加减。

【易错答案】要点回答不全面。

【答案分析】息肉痔的辨证论治是本节的重点，应一一对应掌握。

（五）病例分析题

1.患者，蔡某，男，67岁。童年曾患过直肠息肉病，经常腹痛腹泻2年，有时粪内混有泡沫黏液，有里急后重感等，在基层医院就诊曾怀疑慢性肠炎、痢疾等，大便潜血试验为阳性等。

要求：本病的诊断；首选治疗方法及其依据。

【正确答案】

（1）该患者首先应拟诊为多发性高位息肉。因为多发性息肉，伴有腹痛、腹泻，染毒时粪内常有泡沫、秽臭、有时带脓血及黏液，并有里急后重，久之则并发贫血等。而拟诊为高位息肉，主要依据其大便潜血试验为阳性。

（2）该老年患者若经乙状结肠镜检查后，如是高位多发性息肉病，应首选直肠结肠切除术。因为老年人患多发性息肉病，发生癌变的可能性极大。

【易错答案】分析不全。

【答案分析】因为多发性息肉，伴有腹痛、腹泻，染毒时粪内常有泡沫、秽臭、有时带脓血及黏液，并有里急后重，久之则并发贫血等。而拟诊为高位息肉，主要依据其大便潜血试验为阳性。本题的难点在于依据分析。

第七节　锁肛痔

◎ 重点 ◎

1. 锁肛痔的定义与特点、病因病机、临床表现
2. 直肠指诊检查的重要性
3. 锁肛痔的中医辨证治疗

◎ 难点 ◎

锁肛痔的辅助检查方法、手术方式与指征

常见试题

（一）单选题

1. 锁肛痔最常见和最早出现的两个症状是（　　）

A. 便血和排便习惯改变

B. 里急后重和肛门内不适或下坠

C. 排便困难和大便变细、变扁

D. 腹胀、腹痛

E. 直肠或骶部疼痛

【正确答案】A　　　　【易错答案】B

【答案分析】锁肛痔早期特点是便血、排便习惯改变。

2. 肛管直肠癌在中医文献中称为（　　）

A. 钩肠痔　　　　B. 血痔　　　　C. 酒痔

D. 牝痔　　　　　E. 锁肛痔

【正确答案】E　　　　【易错答案】B

【答案分析】锁肛痔是发生在肛管直肠的恶性肿瘤，病至后期，肿瘤阻塞，肛门狭窄，排便困难，犹如锁住肛门一样，故称为锁肛痔。相当于西医学的肛管直肠癌。

3. 下列疾病最易转变为肛管直肠癌的是（　　）

A. 内痔　　　　　B. 外痔　　　　C. 肛瘘

D. 直肠息肉　　　E. 肛裂

【正确答案】D　　　　【易错答案】C

【答案分析】肛管直肠癌发病与社会环境、饮食习惯、遗传因素等有关。直肠息肉是直肠癌的高危因素。

4. 患者，男，68岁。近3个月体重明显减轻，消瘦，乏力，有肛门下坠不适感，大便带脓血，色暗红，应考虑（　　）

A. 直肠脱垂　　　　　　　B. 长期患有痔疮　　　　　　C. 肛裂疼痛影响
D. 便秘　　　　　　　　　E. 直肠癌

【正确答案】E　　　　　　【易错答案】A

【答案分析】锁肛痔大便带血，血为鲜红或暗红，粪便中有血、脓、黏液，排便习惯改变，肛门内有不适或下坠感。

（二）多选题

1. 锁肛痔的晚期临床表现为（　　）

A. 转移征象　　　　　　　B. 直肠或骶部剧烈疼痛　　　C. 恶病质
D. 便血色鲜红，无异味　　E. 排便时直肠脱垂

【正确答案】ABC　　　　　【易错答案】D、E

【答案分析】锁肛痔晚期临床表现为转移征象，侵及骶前神经丛时，在直肠内或骶骨部可有剧烈持续性疼痛，并向下腹部、腰部或下肢放射。患者出现食欲不振、全身衰弱无力、贫血、极度消瘦等恶病质表现。

2. 锁肛痔早期应特别注意相鉴别的疾病有（　　）

A. 内痔　　　　　　　　　B. 慢性肠炎　　　　　　　　C. 慢性痢疾
D. 直肠脱垂　　　　　　　E. 肛裂

【正确答案】ABC　　　　　【易错答案】D、E

【答案分析】锁肛痔早期应与慢性痢疾、慢性肠炎、内痔及直肠息肉鉴别。

3. 锁肛痔可转移的途径有（　　）

A. 直接蔓延　　　　　　　B. 经淋巴转移　　　　　　　C. 血行转移
D. 种植转移　　　　　　　E. 经神经转移

【正确答案】ABCD　　　　【易错答案】E

【答案分析】锁肛痔一般来说有下列4条途径：①直接蔓延；②淋巴转移；③血行转移；④种植转移。

（三）名词解释

锁肛痔

【正确答案】锁肛痔是发生在肛管直肠的恶性肿瘤，病至后期，肿瘤阻塞，肛门狭窄，排便困难，犹如锁住肛门一样，故称为锁肛痔。相当于西医学的肛管直肠癌。

【易错答案】锁肛痔是发生于肛门直肠的良性肿瘤。

【答案分析】锁肛痔的定义是本节的基本知识点，应认真掌握。

（四）简答题

试述直肠肛门指检在锁肛痔诊断中的意义。

【正确答案】80%的直肠癌位于手指可触及的部位，肿瘤较大时指检可以清楚地扪到肠壁上的硬块、巨大溃疡或肠腔狭窄，退指后可见指套上染有血、脓和黏液。

【易错答案】要点回答不全面。

【答案分析】直肠指检是诊断直肠癌最重要的方法,指检发现癌肿时要扪清大小、范围、部位和固定程度,以便决定治疗方法,应认真掌握。

(五)病例分析题

患者,男,58岁。肛门坠胀、便血半年,近半年来,便次增多,每日5~10次,大便带血,色泽暗红,或加黏液,或下痢赤白,里急后重。肛肠科检查:肛内指诊距离肛门5 cm可扪及一肿物突向肠腔,占肠腔1/4,质硬,固定,表面高低不平,手指退出见染有暗褐色血迹。舌红苔黄腻,脉滑数。

请写出中西医诊断、证型、治则、代表方剂、辅助检查方法、手术方案。

【正确答案】

诊断:锁肛痔(中医);直肠癌(西医)。

证型:湿热蕴结。

治则:清热利湿。

代表方剂:槐角地榆丸加味。

辅助检查方法:电子结肠镜检查、钡灌肠检查、CT或磁共振检查、病理检查。

手术方案:经腹会阴联合直肠癌切除术并左下腹造口术(Miles氏术)。

【易错答案】辨证不准确。

【答案分析】锁肛痔大便带血,血为鲜红或暗红,粪便中有血、脓、黏液,排便习惯改变,肛门内有不适或下坠感。80%的直肠癌位于手指可触及的部位,肿瘤较大时指检可以清楚地扪到肠壁上的硬块、巨大溃疡或肠腔狭窄,退指后可见指套上染有血、脓和黏液。根据患者症状表现,不难诊断为锁肛痔。根据患者伴随症状及舌苔脉象,证属湿热蕴结,需与气滞血瘀证鉴别。

第十二章 泌尿男性生殖系疾病

◎ **重点** ◎

1. 泌尿男性生殖系统与脏腑经络的关系
2. 泌尿男性疾病的病因病机
3. 泌尿男性疾病的治疗大法

◎ **难点** ◎

1. 泌尿男性生殖系统与脏腑经络的关系
2. 泌尿男性疾病的病因病机
3. 泌尿男性疾病的治疗大法

常见试题

（一）单选题

有关男性前阴各部位在脏腑上的归属，《外科真诠》认为马口（尿道）属（　　）

A. 小肠　　　　　　　　B. 肝　　　　　　　　C. 肾
D. 心　　　　　　　　　E. 肺

【正确答案】A　　　　　　【易错答案】B

【答案分析】马口（尿道）属小肠。

（二）多选题

1. 肝的脏腑失调可导致发生泌尿、男性前阴疾病的有（　　）

A. 阳痿　　　　　　　　B. 不能射精　　　　　　C. 子痈
D. 囊痈　　　　　　　　E. 癃闭

【正确答案】ABCDE　　　　【易错答案】易漏选。

【答案分析】肝藏血主疏泄，又主筋，筋得其养乃能运动有力，玉茎为宗筋所聚，若肝郁疏泄失职，筋失其养，可发生阳痿；气郁化火，肝火亢盛，灼伤肾水而使肝木失养，疏泄失司，精窍之道被阻而不能射精。肝脉络阴器，肝失疏泄，气滞血瘀，水液不行，湿热浊精阻于肝经，可致子痈、囊痈、水疝、癃闭等。

2. 导致泌尿、男性前阴病常见的外邪为（　　）

A. 风　　　　　　　　　B. 湿　　　　　　　　　C. 热

D. 寒　　　　　　　　　E. 燥

【正确答案】BCD　　　　　【易错答案】A、E

【答案分析】泌尿、男性前阴病的证候表现：湿热下注、气血瘀滞、浊痰凝结、肾阴不足、肾阳虚衰，故常见的外邪为湿、热寒。

第一节　子痈

◎ 重点 ◎

1. 子痈的不同病因
2. 子痈的诊断和辨证论治

◎ 难点 ◎

子痈的诊断和辨证论治

常见试题

（一）单选题

1. 关于子痈，下列说法正确的是（　　）

A. 相当于急性肾炎

B. 是睾丸、附睾感染性疾病

C. 病毒性附睾炎

D. 相当于阴囊部位急性化脓性疾病

E. 相当于附睾结核

【正确答案】B　　　　　　【易错答案】C

【答案分析】子痈是指睾丸及附睾的感染性疾病。

2. 急性子痈未成脓时外治宜采取（　　）

A. 及时切开排脓引流　　　B. 金黄散水调冷敷　　　C. 九一丹药线引流

D. 冲和膏温敷　　　　　　E. 葱归溻肿汤坐浴

【正确答案】B　　　　　　【易错答案】A

【答案分析】急性子痈未成脓时外治宜采取金黄散水调冷敷。

3. 发病急，睾丸或附睾红肿热痛，伴全身热证表现，应先考虑为（　　）

A. 急性睾丸或附睾炎　　　B. 慢性睾丸炎或附睾炎　　　C. 嵌顿性斜疝

D. 睾丸扭转　　　　　　　E. 睾丸肿瘤

【正确答案】A　　　　　　　　【易错答案】B

【答案分析】发病急，睾丸或附睾红肿热痛，伴全身热证表现，应先考虑为急性睾丸或附睾炎。

4. 附睾结节，子系粗肿，触痛轻微，牵引少腹不适，苔薄腻，脉滑。治宜（　　）

A. 龙胆泻肝汤　　　　　　B. 普济消毒饮合金铃子散　　　　　　C. 橘核丸

D. 知柏地黄丸　　　　　　E. 右归丸合阳和汤

【正确答案】C　　　　　　　　【易错答案】B

【答案分析】题中所说症状为寒湿疝气，应用橘核丸进行治疗。

5. 精液常规检查中，以下精子密度符合正常值标准的是（　　）

A. 15×10^6/ml　　　　B. 12×10^6/ml　　　　C. 30×10^6/ml

D. 0.2×10^6/ml　　　　E. 5×10^6/ml

【正确答案】C　　　　　　　　【易错答案】D

【答案分析】精子密度符合大于或等于正常值标准 20×10^6/ml。

（二）多选题

1. 急性子痈的临床症状和体征可包括（　　）

A. 阴囊皮肤色红　　　　B. 阴囊皮肤温度增高　　　　C. 局部肿胀疼痛

D. 睾丸无痛性肿块　　　E. 发热、恶寒

【正确答案】ABCE　　　　　　【易错答案】D

【答案分析】急性子痈是睾丸和附睾肿大疼痛。症状和体征包括阴囊皮肤色红，阴囊皮肤温度增高，局部肿胀疼痛，发热恶寒等。

2. 子痈的发病与下列因素有关的是（　　）

A. 湿热下注　　　　　　B. 气滞痰凝　　　　　　C. 浊毒壅结

D. 瘀毒相结　　　　　　E. 肝郁气滞

【正确答案】AB　　　　　　　【易错答案】E

【答案分析】子痈的病因病机有湿热下注、气滞痰凝。

（三）简答题

简述急性子痈的辨证治疗（包括内治和外治）。

【正确答案】急性子痈常见阴囊局部皮肤红肿，焮热疼痛，少腹抽痛，局部触痛明显，脓肿形成时按之应指；伴恶寒发热；苔黄腻，脉滑数。证属湿热下注，治以清热利湿、解毒消肿。方以枸橘汤或龙胆泻肝汤加减。外治未成脓者可用金黄散或玉露散水调匀，冷敷。成脓后应切开引流。脓稠、腐肉较多时，可选用九一丹或八二丹药线引流；脓液已净者，外用生肌白玉膏。

【易错答案】要点回答不全。

第二节 囊痈

◎ **重点** ◎

1. 囊痈的定义和特点
2. 囊痈的诊断

◎ **难点** ◎

囊痈的诊断

常见试题

(一) 单选题

1. 囊痈的发病部位是（　　）

A. 睾丸以外的阴囊部位　　B. 睾丸　　C. 附睾

D. 会阴部　　E. 阴茎

【正确答案】A　　【易错答案】B

【答案分析】囊痈的发病部位是睾丸以外的阴囊部位。

2. 阴囊红肿热痛，睾丸肿大疼痛，口干、小便短赤，烦躁易怒，苔黄腻，脉弦滑数。治宜（　　）

A. 黄连解毒汤　　B. 萆薢分清饮　　C. 龙胆泻肝汤

D. 导赤散　　E. 八正散

【正确答案】C　　【易错答案】B

【答案分析】根据题意可知为囊痈，宜用龙胆泻肝汤加减进行治疗。

3. 囊痈的临床特点是（　　）

A. 睾丸或附睾肿胀疼痛

B. 阴囊红肿热痛，甚则皮紧光亮，形如瓢状

C. 阴囊红肿，迅速紫黑腐烂，甚至睾丸暴露

D. 阴囊肿大，不红不热，柔软，有囊性感，透光试验阳性

E. 阴囊潮湿，流滋，肿胀

【正确答案】B　　【易错答案】C

【答案分析】囊痈的临床特点是阴囊红肿热痛，甚则皮紧光亮，形如瓢状。

(二) 多选题

囊痈的病因是（　　）

A. 坐卧湿地，外感湿毒　　B. 囊痒搔抓，外伤染毒　　C. 气滞痰凝

D. 肾阳不足　　E. 脾失健运，湿热内生

【正确答案】ABE　　　　　【易错答案】C、D

【答案分析】囊痈的病因是坐卧湿地，外感湿毒；或囊痒搔抓，外伤染毒；或脾失健运，湿热内生。

第三节　子痰

◎ **重点** ◎

1. 子痰的定义和病因病机
2. 子痰的诊断和辨证论治

◎ **难点** ◎

子痰的诊断和辨证论治

常见试题

（一）单选题

1. 子痰好发于（　　）

A. 青少年　　　　B. 儿童　　　　C. 中青年
D. 老年　　　　　E. 妇女

【正确答案】C　　　　　【易错答案】D

【答案分析】子痰好发于中青年人，以20~40岁居多。

2. 子痰肾子与阴囊皮肤粘连，色转暗红，按之有轻微波动，伴午后潮热、盗汗、消瘦；舌红，少苔，脉细数。治宜（　　）

A. 阳和汤　　　　　　　B. 丹栀逍遥散　　　　C. 橘核丸
D. 滋阴除湿汤合透脓散　E. 先天大造丸合小金丹

【正确答案】D

【易错答案】E

【答案分析】阴虚内热见于中期成脓期，治宜滋阴除湿汤合透脓散加减滋阴清热，除湿化痰，佐以透脓解毒。

（二）多选题

附睾结核中医称之为（　　）

A. 子痈　　　　B. 子痰　　　　C. 肾漏
D. 穿囊漏　　　E. 囊痈

【正确答案】BCD　　　　【易错答案】A、E

【答案分析】附睾结核中医称之为肾漏、子痰或穿囊漏。

第四节 阴茎痰核

◎ 重点 ◎

1. 阴茎痰核的定义和特点
2. 阴茎痰核的辨证论治

◎ 难点 ◎

阴茎痰核的辨证论治

常见试题

（一）单选题

1. 阴茎痰核主要病机为（　　）

A. 肝郁痰阻　　　　　　B. 痰浊凝结　　　　　　C. 气滞血瘀
D. 阴虚痰凝　　　　　　E. 脾虚痰阻

【正确答案】B　　　　　【易错答案】A

【答案分析】阴茎为宗筋所聚，太阳、阳明之所合，多气多血之络，如饮食不节，脾失健运，浊痰内生，下注宗筋；或肝肾阴虚，阴虚火旺，灼津为痰，痰浊下注；或玉茎损伤，脉络瘀阻，气血痰浊搏结宗筋，则成结节。

2. 阴茎海绵体发生纤维性硬结，中医称之为（　　）

A. 肾岩　　　　　　　　B. 软下疳　　　　　　　C. 硬下疳
D. 阴茎痰核　　　　　　E. 子痰

【正确答案】D　　　　　【易错答案】A

【答案分析】阴茎痰核是指阴茎海绵体白膜发生纤维化硬结的一种疾病。

（二）多选题

阴茎痰核外治可选用（　　）

A. 玉枢丹醋磨涂敷　　　B. 二白散加酸醋调敷　　C. 黑退消敷贴
D. 玉露膏外敷　　　　　E. 金黄膏外敷

【正确答案】ABC　　　　【易错答案】D、E

【答案分析】阴茎痰核外治可选用玉枢丹醋磨涂敷、二白散加酸醋调敷、阳和解凝膏、黑退消外敷。

第五节 尿石症

◎ **重点** ◎

1. 尿石症的发病原因
2. 尿石症的诊断和辨证论治
3. 尿石症的检查方法

◎ **难点** ◎

1. 尿石症的诊断和辨证论治
2. 尿石症的检查方法

常见试题

(一) 单选题

1. 排尿困难、排尿费力，呈点滴状，或出现尿流中断及急性尿潴留，体位变化后尿潴留也不能缓解，排尿时疼痛明显，可放射至阴茎头部，伴有会阴和阴囊部疼痛。多为（ ）

   A. 后尿道结石　　　　　　B. 肾结石　　　　　　　　C. 前尿道结石
   D. 输尿管结石　　　　　　E. 膀胱结石

   【正确答案】A　　　　　　【易错答案】B

   【答案分析】尿道结石主要表现为排尿困难，排尿费力，呈点滴状，或出现尿流中断及急性尿潴留，后尿道结石可伴有会阴及阴囊部疼痛。

2. 可采用中药排石的是（ ）

   A. 结石横径小于1 cm且表面光滑者
   B. 结石横径小于1 cm且表面光滑、无肾功能损害者
   C. 结石横径小于1 cm且表面不光滑、有肾功能损害者
   D. 结石横径小于0.6 cm且表面光滑、无肾功能损害者
   E. 结石横径小于0.6 cm且表面不光滑、有肾功能损害者

   【正确答案】B　　　　　　【易错答案】E

   【答案分析】结石横径小于1 cm且表面光滑、无肾功能损害者，可采用中药排石。

3. 关于上尿路结石的临床表现，下列选项错误的是（ ）

   A. 疼痛　　　　　　　　　B. 肉眼血尿　　　　　　　C. 结石越大，症状明显
   D. 有时为镜下血尿　　　　E. 疼痛常向下腹部放射

   【正确答案】C　　　　　　【易错答案】E

   【答案分析】上尿路结石较大或固定不动时可无疼痛。

（二）多选题

关于尿石症，下列说法正确的有（　　　）

A. 不同部位的结石，症状差异较大

B. 排尿时疼痛明显，放射至阴茎头部者，多为膀胱结石

C. 尿常规见潜血（+++），考虑尿石症的可能

D. 双侧输尿管结石时，可引起无尿

E. 肾区疼痛，尿潜血（++），X线未见钙化灶，可排除肾结石的可能

【正确答案】ACD　　　　　　【易错答案】B、E

【答案分析】膀胱结石的典型症状为排尿中断，并引起疼痛，放射至阴茎头和远端尿道，肾区疼痛，尿潜血（++），X线未见钙化灶，不能排除肾结石的可能。

第六节　男性不育症

◎ 重点 ◎

1. 男性不育的发病原因
2. 男性不育的预防调护
3. 男性不育的诊断和辨证论治

◎ 难点 ◎

男性不育症的诊断和辨证论治

常见试题

多选题

男性不育症大多由（　　　）所引起

A. 精少　　　　　　B. 精多　　　　　　C. 精弱

D. 无精　　　　　　E. 精稠

【正确答案】ACDE　　　　　　【易错答案】B

【答案分析】男性不育症大多由于精少、精弱、死精、无精、精稠、阳痿及不射精等所引起。

第七节　精浊

◎ 重点 ◎

1. 精浊的发病原因
2. 精浊的诊断和辨证论治

3. 精浊的检查方法
4. 精囊炎的特点

◎ 难点 ◎

1. 精浊的发病原因
2. 精浊的诊断和辨证论治

常见试题

(一) 单选题

1. 鉴别慢性细菌性前列腺炎与慢性非细菌性前列腺炎的关键在 (　　)
 A. 临床症状　　　　　　B. 前列腺局部体征　　　　　　C. 尿常规
 D. 前列腺液常规检查　　E. 前列腺液培养
【正确答案】E　　　　　　【易错答案】C
【答案分析】慢性细菌性前列腺炎前列腺培养液有较固定的致病菌生长，慢性非细菌性前列腺培养液无致病菌生长。

2. 患者尿频，排尿不爽，尿道口常精液溢出，伴会阴、腰骶、耻骨上区等隐痛不适。首先应考虑为 (　　)
 A. 前列腺增生症　　　　B. 前列腺炎　　　　　　　　　C. 附睾炎
 D. 精囊炎　　　　　　　E. 尿道炎
【正确答案】B　　　　　　【易错答案】A
【答案分析】前列腺炎可见尿频、尿急、尿痛、排尿不爽，尿道口有精液溢出，伴腰骶部及会阴部、耻骨上区等隐痛不适。

3. 患者小便频数不爽，淋漓不尽，伴有头晕目眩，腰酸膝软，失眠多梦；舌红苔黄，脉细数。治宜选方为 (　　)
 A. 黄芩清肺饮　　　　　B. 八正散　　　　　　　　　　C. 补中益气汤
 D. 知柏地黄汤　　　　　E. 济生肾气丸
【正确答案】D　　　　　　【易错答案】A
【答案分析】患者证属精浊之阴虚火旺证，故方用知柏地黄丸加减。

(二) 多选题

精浊的病因病机主要与下列因素有关的是 (　　)
 A. 湿热壅结　　　　　　B. 气滞血瘀　　　　　　　　　C. 阴虚火旺
 D. 肾阳虚损　　　　　　E. 气血两虚
【正确答案】ABCD　　　　【易错答案】E

【答案分析】精浊分湿热蕴结证、气滞血瘀证、阴虚火旺证、肾阳虚损证。

（三）简答题

简述慢性前列腺炎的临床症状。

【正确答案】慢性前列腺炎临床症状表现不一，患者可出现轻微的尿频、尿急、尿道内灼热不适或尿不净之感；有的在排尿终末或大便用力时，自尿道滴出少量乳白色的前列腺液。多数患者可伴有腰骶、腹股沟、下腹及会阴部等处的坠胀隐痛，有时可牵扯到耻骨上、阴茎、睾丸及股内侧。部分患者因病程较长可出现阳痿、早泄、遗精或射精痛，或伴有头晕、耳鸣、失眠多梦、腰酸乏力等神经衰弱症状。

【易错答案】回答不全面。

第八节　精癃

◎ 重点 ◎

1. 精癃的病因病机
2. 精癃的诊断和辨证论治
3. 急性尿潴留的处理方法和手术适应证

◎ 难点 ◎

1. 精癃的病因病机
2. 精癃的诊断和辨证论治

常见试题

（一）单选题

1. 精癃的临床特点是（　　）

A. 尿频、尿急、尿痛　　B. 排尿困难和尿潴留　　C. 不射精

D. 尿痛、流脓　　E. 遗尿或尿失禁

【正确答案】B　　【易错答案】A

【答案分析】精癃的特点是尿频、夜尿次数增多，严重者排尿困难，可发生尿潴留。

2. 小便不畅，尿线变细或点滴而下，会阴、小腹胀痛；舌质紫暗或有瘀斑，苔白或黄，脉沉弦。此属于精癃的（　　）

A. 肾阴亏虚证　　B. 湿热下注证　　C. 中气下陷证

D. 气滞血瘀证　　E. 肾阳虚损证

【正确答案】D　　【易错答案】A

【答案分析】精癃的气滞血瘀证可见小便不畅，会阴、小腹胀痛，偶有血尿或血精，舌紫暗

或有瘀斑，脉沉涩。

3. 精癃发病年龄多在（　　）

A. 青壮年　　　　　　　　B. 60岁以上　　　　　　　　C. 50~70岁
D. 男性更年期　　　　　　E. 成年

【正确答案】C　　　　　　【易错答案】E

【答案分析】精癃的病因病机为年老肾气渐衰，中气虚弱，瘀郁互结水道，三焦气化失司，其发病年龄多在50~70岁。

4. 患者排尿无力，失禁或遗尿，点滴不尽，面色白，神倦畏寒，腰膝酸软无力；舌淡苔白，脉沉细。治宜选方为（　　）

A. 黄芩清肺饮　　　　　　B. 八正散　　　　　　　　　C. 补中益气汤
D. 知柏地黄汤　　　　　　E. 济生肾气丸

【正确答案】E　　　　　　【易错答案】A

【答案分析】患者属精癃之肾阳虚损证，故方用济生肾气丸加减。

(二) 多选题

精癃的病因病机与下列因素有关的是（　　）

A. 老年肾气渐衰　　　　　B. 肺气失宣　　　　　　　　C. 湿热下注
D. 气滞血瘀　　　　　　　E. 气血两虚

【正确答案】ABCD　　　　【易错答案】E

【答案分析】精癃的病因病机为年老肾气渐衰，中气虚弱，瘀郁互结水道，三焦气化失司，肺气失宣，脾气虚弱。

(三) 病例分析

患者李某，男，62岁，教师。排尿困难、尿频尤其夜尿甚2年，曾服前列康、抗菌消炎西药，效果欠佳。即诊：排尿无力，尿线细、分叉，时或中断，余沥不尽，夜尿每晚2~4次，伴面色白，形寒肢冷，头昏腰酸，小腹、会阴部坠胀、疼痛或不适感；舌淡暗有瘀点，苔薄白，脉沉细涩。直肠指检：前列腺增大如鸡蛋大，质地中等，边缘光滑，无结节，无压痛，中央沟变浅。B超示：前列腺腺体增大。要求回答下列问题：①诊断（包括中、西医病名）；②辨证；③治法；④方剂。

【正确答案】①诊断：精癃（中医）；前列腺增生症（西医）。

②辨证：肾阳虚损、气滞血瘀证。

③治法：温补肾阳，行气活血。

④方剂：济生肾气丸合代抵当汤加减

【易错答案】要点回答不全面或辨证错误。

【答案分析】患者排尿无力，尿线细、分叉，时或中断，余沥不尽，夜尿增多，面色白，形寒肢冷，头昏腰酸，小腹、会阴部坠胀、疼痛或不适感；舌淡暗有瘀点，苔薄白，脉沉细涩是为肾阳虚损、气滞血瘀。

第十三章 周围血管疾病

◎ **重点** ◎

周围血管病常见辨证分型、内治法

◎ **难点** ◎

周围血管病的病因病机、常见症状、体征、检查方法及常用外治方法

常见试题

（一）单选题

周围血管疾病的最常见症状是（　　）

A. 发热　　　　　　　　B. 水肿　　　　　　　　C. 患肢增粗

D. 患肢疼痛　　　　　　E. 患肢抽搐

【正确答案】D　　　　　【易错答案】C

【答案分析】周围血管疾病的最常见症状是患肢疼痛。

（二）多选题

周围血管疾病的体征主要有（　　）

A. 皮肤温度异常　　　　B. 皮肤颜色异常　　　　C. 皮肤温度异常

D. 感觉异常　　　　　　E. 肢体增粗或萎缩

【正确答案】ABCDE　　　【易错答案】易漏选。

【答案分析】周围血管疾病的体征主要有皮肤温度异常、皮肤颜色异常、皮肤温度异常、感觉异常、肢体增粗或萎缩。

第一节　臁疮

◎ **重点** ◎

臁疮的诊断和辨证论治

◎ 难点 ◎

臁疮的内治和外治方法

常见试题

（一）单选题

1. 下列体位有利于臁疮愈合的是（　　）

A. 抬高患肢　　　　B. 经常走　　　　C. 坐位

D. 站立位　　　　　E. 头高足低位

【正确答案】A　　　　【易错答案】C

【答案分析】改善肢体瘀血状态是本病预防和调护的重点。患足宜抬高，不宜久立久行。疮口愈合后宜经常用弹力袜或者绷带保护，避免损伤，预防复发。

2. 下肢静脉性溃疡的好发部位是（　　）

A. 前臂下 1/3　　　　B. 小腿下 1/3　　　　C. 足部

D. 臀部下 1/3　　　　E. 以上均不是

【正确答案】B　　　　【易错答案】D

【答案分析】臁疮特点是多见于久立久行者，主要发于双小腿内外侧的下 1/3 处，经久难以收口，或虽经收口，每易因损伤而复发，与季节无关。

3. 臁疮气虚血瘀证的代表方是（　　）

A. 三妙散

B. 参苓白术散合三妙散

C. 补阳还五汤合四妙汤

D. 补中益气汤合桃红四物汤

E. 阳和汤

【正确答案】C　　　　【易错答案】A

【答案分析】臁疮湿热下注证方用二妙丸合五神汤；气虚血瘀证方用补阳还五汤合四妙汤。

4. 臁疮将敛之象是（　　）

A. 疮面肉色转红，脓水稀少

B. 体温正常，疼痛减轻

C. 疮面极易出血，示血运改善

D. 疮面肉色紫暗，脓水稀薄

E. 放弃拐杖步行 30 分钟以上

【正确答案】A　　　　【易错答案】B

【答案分析】臁疮将敛之象是疮面肉色转红，脓水稀少。

(二)多选题

臁疮湿热下注证的特点是( )

A. 四周漫肿灼热　　　　B. 脓水浸淫　　　　　　　　C. 苔黄腻,脉数
D. 疮面肉芽苍白　　　　E. 小便黄,大便秘结

【正确答案】ABCE　　　　【易错答案】D

【答案分析】臁疮湿热下注表现为小腿青筋怒张,局部发痒、红肿、疼痛,继则破溃,滋水淋漓,疮面腐暗;伴有口渴,便秘,小便黄赤;苔黄腻,脉滑数。

(三)简答题

臁疮内治怎样辨证论治?

【正确答案】①湿热下注证,治宜清热利湿、和营消肿,方用二妙丸合五神汤加减;②气虚血瘀证,治宜益气活血祛瘀,方用补阳还五汤合四妙汤加减。

【易错答案】回答不全面。

【答案分析】臁疮证型包括湿热下注证、气虚血瘀证。

第二节　青蛇毒

◎ **重点** ◎

青蛇毒的病因病机、诊断与辨证论治

◎ **难点** ◎

青蛇毒与瓜藤缠及结节性脉管炎的鉴别

常见试题

(一)单选题

1. 一侧下肢沿浅静脉走行压痛,触及条索状肿物。病为( )

A. 青蛇毒　　　　　　　B. 股肿　　　　　　　　　　C. 红丝疔
D. 丹毒　　　　　　　　E. 流注

【正确答案】A　　　　【易错答案】B

【答案分析】股肿主要表现为肢体肿胀、疼痛、局部皮温升高以及浅静脉怒张等表现。青蛇毒即静脉曲张,临床特点是:体表筋脉(静脉)焮红灼热,硬肿压痛,可触及条索状物,甚者可致恶寒发热等症。相当于西医学的血栓性浅静脉炎。

2. 血栓性浅静脉炎经治疗后消退时间一般是( )

A. 1周　　　　　　　　　B. 2周　　　　　　　　　　C. 1个月

D. 2～3个月　　　　　　　　E. 1年

【正确答案】D　　　　　　　【易错答案】A

【答案分析】血栓性浅静脉炎治疗后一般2～3个月可以消退。

3. 血栓性浅静脉炎的发病年龄多在（　　）

A. 青壮年　　　　　B. 成年　　　　　C. 儿童

D. 60岁以上　　　　E. 70岁以上

【正确答案】A　　　　　　　【易错答案】D

【答案分析】血栓性浅静脉炎的发病年龄多在青壮年，以四肢为多见，其次为胸腹壁。

（二）多选题

1. 血栓性浅静脉炎的发病特点是（　　）

A. 体表筋脉肿胀灼热　　B. 红硬压痛　　C. 触及条索状物

D. 红斑结节　　　　　　E. 有全身症状

【正确答案】ABC　　　　　　【易错答案】D、E

【答案分析】临床特点是：体表筋脉（静脉）焮红灼热，硬肿压痛，可触及条索状物，甚者可致恶寒发热等症。

2. 血栓性浅静脉炎的病因病机是（　　）

A. 湿热之邪外侵　　B. 气滞血瘀　　C. 阴虚火旺，外灼肌肤

D. 脉络滞塞不通　　E. 气血两虚

【正确答案】ABD　　　　　　【易错答案】C、E

【答案分析】血栓性浅静脉炎多由于湿热蕴结、寒湿凝滞、痰浊瘀阻、脾虚失运、外伤血脉等因素。

第三节　股肿

◎ **重点** ◎

股肿的诊断和辨证论治

◎ **难点** ◎

股肿的病因及临床检查方法

常见试题

（一）单选题

1. 血栓性深静脉炎的最大危险是（　　）

A. 发热　　　　　　　B. 肺栓塞　　　　　　　C. 水肿
D. 患肢增粗　　　　　E. 瘫痪
【正确答案】B　　　　【易错答案】D
【答案分析】血栓性深静脉炎的最大危险是肺栓塞。

2. 深静脉血栓形成主要表现的四大症状不包括的是（　　）
A. 患肢疼痛　　　　　B. 患肢肿胀　　　　　　C. 患肢局部皮温升高
D. 患肢浅静脉怒张　　E. 患肢动脉搏动减弱
【正确答案】E　　　　【易错答案】A
【答案分析】深静脉血栓形成主要表现的四大症状是患肢疼痛、肿胀、局部皮温升高和浅静脉怒张。

3. 下列选项不是股肿的病因病机的是（　　）
A. 气血运行不畅　　　B. 瘀血阻于络道　　　　C. 肝郁气滞
D. 脉络滞塞不通　　　E. 营血回流受阻
【正确答案】C　　　　【易错答案】A
【答案分析】股肿的病因病机是气血运行不畅、瘀血阻于络道、脉络滞塞不通、营血回流受阻。

4. 髂股静脉血栓形成，下肢广泛粗肿，皮色发绀，扪之灼热，腿胯部疼痛，固定不移；舌暗，脉数。治宜选方为（　　）
A. 补阳还五汤　　　　B. 阳和汤　　　　　　　C. 活血通脉汤
D. 六味地黄汤　　　　E. 十全大补汤
【正确答案】C　　　　【易错答案】A
【答案分析】髂股静脉血栓形成，下肢广泛粗肿，皮色发绀，扪之灼热，腿胯部疼痛，固定不移；舌暗，脉数，属于股肿血脉瘀阻证，用活血通脉汤。患肢肿胀久不消退，按之不硬，沉重，皮肤发紫，倦怠无力；舌淡有齿痕，苔薄白，脉沉涩属于气虚湿阻证，用参苓白术散。

5. 股肿之湿热下注证，选方宜（　　）
A. 血府逐瘀汤加减　　B. 桃红四物汤加减　　　C. 四妙勇安汤加减
D. 五味消毒饮加减　　E. 阳和汤加减
【正确答案】C　　　　【易错答案】A
【答案分析】股肿之湿热下注证，选方宜四妙勇安汤加减。

6. 患者，女，32岁。分娩后第7天，左下肢突发广泛性粗肿，胀痛，行走不利，浅静脉怒张，伴有低热，应诊断为（　　）
A. 脱疽　　　　　　　B. 筋瘤　　　　　　　　C. 股肿
D. 淋巴水肿　　　　　E. 恶脉
【正确答案】C　　　　【易错答案】E
【答案分析】辨证属于股肿。

(二)多选题

股肿发生后正确的调护措施是( )

A. 早期卧床休息　　　　B. 抬高患肢　　　　C. 经常翻身

D. 后期穿弹力袜　　　　E. 早期行走锻炼

【正确答案】ABD　　　　【易错答案】C、E

【答案分析】股肿调护早期卧床休息、抬高患肢、后期穿弹力袜。

(三)简答题

股肿内治怎样辨证论治？

【正确答案】①湿热下注证，治宜清热利湿，活血化瘀。方用四妙勇安汤加味；②血脉瘀阻证，治宜活血化瘀，通络止痛，方用活血通脉汤加减；③气虚湿阻证，治宜益气健脾、祛湿通络，方用参苓白术散加味。

【易错答案】要点回答不全面。

第四节　脱疽

◎ **重点** ◎

脱疽的诊断和辨证论治

◎ **难点** ◎

脱疽的病因及临床检查方法

常见试题

(一)单选题

1. 患者患肢沉重、酸痛、喜暖怕冷，间歇性跛行，趺阳脉搏动减弱或消失，局部皮肤苍白，触之冰凉，脉沉细，首选用( )

A. 四妙勇安汤　　　　B. 阳和汤　　　　C. 桃红四物汤

D. 顾步汤　　　　　　E. 通窍活血汤

【正确答案】B　　　　【易错答案】C

【答案分析】桃红四物汤功效活血化瘀，行气止痛，主要用于瘀血停滞之证，上面临床表现主要特点是喜暖怕冷，沉重酸痛，皮肤苍白为阳气不足之象，故选用阳和汤。

2. 脱疽内治应始终贯穿的治则是( )

A. 活血祛瘀　　　　B. 清热解毒　　　　C. 温阳通脉

D. 补益肝肾　　　　E. 调和气血

【正确答案】A　　　　【易错答案】D

【答案分析】脱疽以辨证论治为主，但是以活血化瘀法贯穿始终。

3.我国最早提出治疗脱疽用截趾手术法的专著是（　　）

A.《刘涓子鬼遗方》　　B.《五十二病方》　　C.《金创痏瘐方》

D.《山海经》　　E.《内经》

【正确答案】E

【易错答案】A

【答案分析】我国最早提出治疗脱疽用截趾手术法的专著是《刘涓子鬼遗方》。

4.患者，男，左足怕冷、疼痛、间歇性跛行2年余。月余来足痛转为持续性静止痛，夜间痛剧，不能入睡，足背动脉搏动消失。应诊断为（　　）

A.痹证　　B.脱疽　　C.糖尿病坏疽

D.闭塞性动脉硬化症　　E.雷诺病

【正确答案】B　　【易错答案】D

【答案分析】脱疽表现为初期患肢末端发凉、怕冷、苍白、麻木，可伴有间歇性跛行，继则疼痛剧烈，日后患趾坏死变黑，甚至趾节脱落。闭塞性动脉硬化症临床表现为间歇性跛行，即在行走一段路程后患侧肌肉痉挛、紧张、疼痛及乏力，以致"跛行"，休息后迅速缓解，再次行走又复发生。另一症状为休息痛，尤其是夜间疼痛，患者常抱腿而坐，不能入睡，而下垂或受冷时减轻。亦可有足部冰冷、感觉异常、皮肤苍白或青紫、皮下脂肪萎缩等表现，甚至可以出现小腿部及足部干性坏疽或溃疡。

（二）多选题

1.脱疽寒湿证的主要表现是（　　）

A.间歇性跛行

B.小腿抽痛

C.趺阳脉变弱

D.手指变冷，继而发绀，再恢复常态

E.患趾如煮熟的红枣

【正确答案】ABC　　【易错答案】D、E

【答案分析】脱疽寒湿证的主要表现是间歇性跛行、小腿抽痛、趺阳脉变弱，患趾颜色皮肤暗红或者紫暗，下垂更甚，皮肤发凉干燥，肌肉萎缩，酸胀疼痛加重，夜难入寐。

2.脱疽治疗同时，护理预防宜注意（　　）

A.戒烟　　B.适当休息　　C.注意保暖

D.情绪安定　　E.防治足部损伤

【正确答案】ABCE　　【易错答案】D

【答案分析】预防与调护要注意，糖尿病病人须规范治疗，控制血糖，禁止吸烟，少吃辛辣及酒之品，冬季户外运动注意保暖，鞋袜宽大舒适，每天用温水泡脚，对于风心病合并心律失常的患者应进行标准的抗凝治疗。

（三）名词解释
间歇性跛行

【正确答案】 走进下肢肌肉抽搐、疼痛、迫使患者止步，休息后疼痛逐渐消失，但行走后又复发作，是脱疽的早期症状。

【易错答案】 行走时出现间歇性的行走困难。

（四）简答题
脱疽内治怎样辨证论治？

【正确答案】 ①寒湿阻络证，治宜温经散寒活血，方用阳和汤或黄芪桂枝五物汤加减；②血脉瘀阻证，治宜活血化瘀、通络止痛，方用桃红四物汤加味；③湿热毒盛证，治宜清热利湿、活血化瘀，方用四妙勇安汤加味；④热毒伤阴证，治宜清热解毒、益气养阴，治宜顾步汤加减；⑤气阴两虚证，治宜益气养阴，方用黄芪鳖甲汤加减。

【易错答案】 回答不全面。

第十四章 其他外科疾病

第一节 冻疮

◎ **重点** ◎

1. 冻疮的定义、特点及分类
2. 冻疮的病因病机
3. 冻疮的临床表现及诊断
4. 冻疮的急救处理及辨证论治

◎ **难点** ◎

本病与类丹毒、多形性红斑相鉴别

常见试题

(一)单选题

1. 损伤达真皮层。皮肤红肿显著,有水疱或大疱形成,疱内液体色黄或呈血性。疼痛较剧烈,对冷、热、针刺感觉不敏感。诊断首先考虑( )

A. Ⅰ°冻疮 B. Ⅱ°冻疮 C. Ⅲ°冻疮
D. 全身性冻疮 E. 以上都不是

【正确答案】B 【易错答案】C

【答案分析】Ⅱ°冻伤深达真皮层,皮肤红肿更加明显,有水疱或大疱形成,疱内液体色黄或呈血性。疼痛较剧烈,对冷、热、针刺感觉不敏感。若无感染,局部干燥结痂,经2~3周脱痂愈合,少有瘢痕。若并发感染,愈合后有瘢痕。Ⅲ°冻伤达全皮层或深及皮下组织,一般呈干性坏疽,坏死皮肤周围红肿、疼痛,可出现血性水疱。若无感染,坏死组织干燥成痂,脱落后形成肉芽创面,愈合后形成瘢痕。

2. 下述选项不是局部冻伤的表现的是( )

A. 体温下降 B. 局部肿胀 C. 局部麻木
D. 局部痛痒 E. 局部水疱

【正确答案】A　　　　　【易错答案】C

【答案分析】局部性冻疮主要发生在手足、耳郭、面颊等暴露部位，多呈对称性。轻者受冻部位先有寒冷感和针刺样疼痛，皮肤呈苍白、发凉，继则出现红肿硬结或斑块，自觉灼痛、麻木、瘙痒；重者受冻部位皮肤呈灰白、暗红或紫色，并有大小不等的水疱或肿块，疼痛剧烈，或局部感觉消失。

3. 预防冻伤，下列选项错误的是（　　）
   A. 衣着鞋袜应厚并宜扎紧以使保暖
   B. 保护手耳鼻等暴露部位
   C. 冷水洗脸、洗足
   D. 适当运动
   E. 普及预防冻疮知识，改善必要防寒设备

【正确答案】A　　　　　【易错答案】C

【答案分析】在潮湿、刮风、防寒设备不良、衣帽和鞋袜紧小、长时间不活动等情况下更易发生冻疮。

4. 冻疮发生后，症见局部红斑、肿胀、灼热、痛痒，其为（　　）
   A. Ⅰ°冻疮　　　　B. 浅Ⅱ°冻疮　　　　C. 深Ⅱ°冻疮
   D. Ⅲ°冻疮　　　　E. Ⅳ°冻疮

【正确答案】A　　　　　【易错答案】B

【答案分析】Ⅰ°冻疮又称红斑性冻疮，损伤在表皮层。局部皮肤红斑、水肿，自觉发热、瘙痒或灼痛，约在5~7天开始干燥脱屑，愈后不留瘢痕。

5. 严重冻疮患者复温的热水温度为（　　）
   A. 10~20℃　　　　B. 20~30℃　　　　C. 30~35℃
   D. 38~42℃　　　　E. 45~50℃

【正确答案】D　　　　　【易错答案】E

【答案分析】严重冻疮患者复温的热水温度应在40℃左右。

（二）多选题

易发生冻疮的部位是（　　）
   A. 手背　　　　B. 足跟　　　　C. 耳郭
   D. 面颊和鼻尖　　E. 膝盖

【正确答案】ABCD

【易错答案】E

【答案分析】局部性冻疮主要发生在手足、耳郭、面颊等暴露部位。

（三）简答题

局部性冻疮如何分度？

【正确答案】

①Ⅰ°（红斑性冻疮）：皮肤由白变红，出现明显红肿，自觉疼痛或痒。

②Ⅱ°（水疱性冻疮）：早期有红肿，继而出现大小不一的水疱，有不同程度的疼痛。

③Ⅲ°（腐蚀性冻疮）：损伤达全皮层或深及皮下组织，创面由苍白变为黑褐色，皮肤温度极低，触之冰冷，痛觉迟钝或消失。

④Ⅳ°（坏死性冻疮）：轻者累及全层皮肤，并延伸入皮下组织，伤后3~7天出现水疱，可延及整个肢体或全身，活动受限，病变部位紫黑色，周围水肿，明显疼痛。重者肌肉、骨骼冻伤，呈干性坏疽，患部感觉和功能完全丧失。如有染毒腐溃，可呈湿性坏疽，伴发热、寒战等全身症状，甚至合并内陷而死亡。

【易错答案】要点回答不全面。

【答案分析】局部性冻疮的分度是本节的重点，应认真掌握，注意每度的名称及特殊表现。

（四）病例分析题

患者骆某，女，50岁。双手背、双足、双耳郭红肿瘙痒一周。患者今年冬季户外活动较多，一周前出现上述症状，检查发现双手背，双足双耳郭红斑肿胀，对称分布，触之有肿块，遇热瘙痒明显；舌质淡红苔薄黄，脉滑数。

要求：诊断；治则；方药。

【正确答案】

诊断：冻疮（Ⅰ°冻疮）。

治则：清热解毒，活血止痛。

方药：方用四妙勇安汤加减；外用冻伤膏外敷。

【易错答案】辨证不准确。

【答案分析】Ⅰ°冻疮又称红斑性冻疮，损伤在表皮层。局部皮肤红斑、水肿，自觉发热、瘙痒或灼痛，约在5~7天开始干燥脱皮屑，愈后不留瘢痕。患者遇热瘙痒明显；舌质淡红苔薄黄，脉滑数，为寒凝化热证，注意与寒凝血瘀证鉴别。

第二节 烧伤

◎ **重点** ◎

1. 烧伤的定义、沿革及病因病机
2. 重度烧伤的辨证分型、治疗原则
3. 中小面积烧伤创面的正确处理

◎ **难点** ◎

烧伤面积的计算方法及烧伤深度的分类

常见试题

(一) 单选题

1. 关于烧伤,下列说法错误的是( )

A. Ⅰ°烧伤深达表皮角质层

B. 浅Ⅱ°烧伤愈后一般会留疤痕

C. 深Ⅱ°烧伤损害深达真皮深层

D. Ⅱ°烧伤面积在9%(小儿在5%)以下,为浅度烧伤

E. Ⅱ°烧伤皮损可见水疱

【正确答案】B 　　　　【易错答案】C

【答案分析】浅Ⅱ°烧伤伤及表皮的生发层、真皮乳头层。1~2周内愈合,一般不留瘢痕,多数有色素沉着。深Ⅱ°烧伤伤及皮肤的真皮深层,如不发生感染,3~4周可愈合,常有瘢痕形成。

2. 利用手掌法对烧烫伤面积进行估算,患者一只手掌所占面积为其体表的( )

A. 0.5%　　　　　　　B. 1%　　　　　　　C. 2%

D. 5%　　　　　　　　E. 10%

【正确答案】B 　　　　【易错答案】C

【答案分析】不论性别、年龄,病人并指的掌面约占体表面积的1%。

3. 烧烫伤引起低血容量性休克的主要原因是( )

A. 大量出血　　　　　B. 大量体液外渗　　　C. 疼痛

D. 多尿　　　　　　　E. 创面感染

【正确答案】B 　　　　【易错答案】E

【答案分析】烧烫伤引起低血容量性休克的主要原因是大量体液外渗,处理宜补充平衡盐溶液和血浆等。

4. 烧烫伤急救的首要措施是( )

A. 抗休克　　　　　　B. 脱离烧伤源　　　　C. 使用止痛剂

D. 保持呼吸道通畅　　E. 清洗创面

【正确答案】B 　　　　【易错答案】E

【答案分析】烧伤现场急救的目标是尽快消除致伤原因,脱离现场,以及进行挽救生命的救治措施。

5. 儿童双下肢及臀部烧伤面积的计算公式为( )

A. 41-(12-年龄)　　B. 41-(16-年龄)　　C. 46-(12-年龄)

D. 46-(16-年龄)　　E. 41-(10-年龄)

【正确答案】C 　　　　【易错答案】A

【答案分析】儿童双下肢及臀部烧伤面积的计算公式为 46-（12-年龄）。

（二）名词解释

烧伤

【正确答案】烧伤是由于热力（火焰、灼热的气体、液体或固体）、电能、化学物质、放射性等作用于人体而引起的一种急性损伤性疾病。

【易错答案】烧伤指水火烧烫伤。

【答案分析】烧伤的定义是本节的基本知识点，应认真掌握。

（三）简答题

烧烫伤的现场急救措施。

【正确答案】

①迅速消除致伤原因，脱离现场；②预防窒息；③保护创面；④预防休克；⑤转运。

另外，应注意有无复合伤，对大出血、开放性气胸、骨折等应施行相应的急救处理。

【易错答案】要点回答不全面。

【答案分析】烧烫伤的现场急救措施是本节的重点，应认真掌握，注意要点勿遗漏。

第三节　毒蛇咬伤

◎ **重点** ◎

1. 毒蛇咬伤的定义、病因病机及临床表现
2. 毒蛇咬伤的治疗措施

◎ **难点** ◎

我国常见毒蛇的种类、有毒蛇与无毒蛇在形态和齿痕上的区别

常见试题

（一）单选题

1. 毒蛇咬伤的神经毒表现相当于中医的（　　）

A. 风毒　　　　　　　　B. 火毒　　　　　　　　C. 风火毒

D. 热毒　　　　　　　　E. 疫毒

【正确答案】A　　　　　　【易错答案】B

【答案分析】毒蛇咬伤的神经毒表现相当于中医的风毒，风毒深入中脏腑，气血逆乱，上冲于脑，可致烦躁、神志不清等。

2. 毒蛇咬伤早期结扎的松紧度最好是（　　）

A. 能阻断动脉回流，但不阻断静脉血流

B. 能阻断静脉回流而不影响动脉血流

C. 能阻断淋巴回流，但不阻断静脉血流

D. 能阻断动脉和淋巴回流，但不阻断静脉血流

E. 使患肢动脉搏动消失

【正确答案】B　　　　　　　【易错答案】A

【答案分析】被毒蛇咬伤后，即刻用柔软的绳子或皮带，或就近拾取适用的植物藤或茎叶等，在伤口上方超过1个关节结扎，结扎松紧度以能阻断淋巴液和静脉血的回流但不妨碍动脉血流为宜。

3. 毒蛇咬伤后（　　）内可采用结扎法

A. 12 小时　　　　　　B. 16 小时　　　　　　C. 24 小时

D. 36 小时　　　　　　E. 48 小时

【正确答案】A　　　　　　　【易错答案】C

【答案分析】被毒蛇咬伤后，应在12小时内采取结扎法，咬伤超过12小时，则不需结扎。

（二）多选题

毒蛇咬伤后可采用的治疗措施是（　　）

A. 结扎　　　　　　B. 排毒　　　　　　C. 解毒

D. 通便利尿　　　　E. 注射抗蛇毒血清

【正确答案】ABCDE　　　　　【易错答案】易漏选。

【答案分析】毒蛇咬伤应在咬伤后短时间内采取紧急措施，可以采取早起结扎，扩创排毒，烧伤、针刺、火罐排毒，封闭疗法，局部用药和口服解毒药，采用祛风解毒、凉血止血、利尿通便治疗。

第四节　破伤风

◎ 重点 ◎

破伤风的定义、病因病机及临床表现

◎ 难点 ◎

破伤风的治疗

常见试题

（一）单选题

1. 下列选项常是破伤风最先出现的症状的是（　　）

A. 苦笑面容　　　　　　B. 颈项强直　　　　　　C. 张口困难

D. 角弓反张　　　　　　　　E. 四肢抽搐

【正确答案】C　　　　　　　【易错答案】E

【答案分析】破伤风前期患者常出现头痛、头晕、乏力、多汗、烦躁不安、打呵欠，下颌微感紧张酸胀，咀嚼无力，张口略感不便。破伤风的典型症状是肌肉强直性痉挛和阵发性抽搐。

2.外伤后创面较大，预防破伤风的措施是（　　）

A. 彻底清创，注射破伤风类毒素

B. 彻底清创，注射破伤风抗毒素

C. 注射破伤风抗毒素

D. 注射抗生素、破伤风类毒素

E. 注射抗生素

【正确答案】B　　　　　　　【易错答案】A

【答案分析】外伤后创面较大，特别是污染较严重的或较深的创口要早期彻底清创，去除坏死组织和异物，用3%过氧化氢溶液或高锰酸钾溶液冲洗伤口，注射破伤风抗毒素。破伤风类毒素注射后1个月产生免疫力，免疫期为1年。第二年再注射1毫升，免疫力可持续4年。破伤风抗毒素注射到人体后，可直接对破伤风起到抵抗的作用，但这种抗毒素是被动的，而且在体内只能维持很短时间。

3.破伤风的潜伏期一般为（　　）

A. 4天　　　　　　B. 1~2天　　　　　　C. 10天左右

D. 半个月　　　　　E. 2个月

【正确答案】C　　　　　　　【易错答案】D

【答案分析】破伤风潜伏期一般为4~14天，短者24小时之内，长者数月或数年不等。

4.破伤风的内治法则是（　　）

A. 祛风镇痉　　　　B. 滋水涵木　　　　C. 清热解毒

D. 疏风通络　　　　E. 平肝潜阳

【正确答案】A　　　　　　　【易错答案】D

【答案分析】破伤风是因皮肉破伤，感受风毒之邪所引起。中医治疗以息风、镇痉、解毒为原则。

（二）多选题

破伤风轻症的症状主要表现为（　　）

A. 张口困难　　　　B. 苦笑面容　　　　C. 面肌痉挛

D. 牙关紧闭　　　　E. 吞咽困难

【正确答案】ABDE　　　　　【易错答案】易漏选。

【答案分析】破伤风前期患者常出现头痛、头晕、乏力、多汗、烦躁不安、打呵欠，下颌微感紧张酸胀，咀嚼无力，张口略感不便；伤口往往干陷无脓，周围皮肤暗红，创口疼痛并有紧张牵制感。轻度破伤风仅有紧张性收缩，如"苦笑"面容、牙关紧闭、角弓反张等，而无阵发性肌痉挛。

（三）名词解释

破伤风

【正确答案】破伤风是指皮肉破伤，风毒之邪乘虚侵入而引起的以全身或局部肌肉强直性痉挛或阵发性抽搐为特征的急性疾病。

【易错答案】破伤风是指受伤后引起的疾病。

【答案分析】破伤风的定义是本节的基本知识点，应认真掌握。

（四）病例分析题

患者，男，45岁。2周前左足外伤，伤口未感染而愈合。3天前出现头晕乏力，张口不利，轻度吞咽困难。

检查：患者牙关紧闭，全身肌肉痉挛，四肢轻度抽搐，抽搐间歇期为1~1.5小时。舌苔薄白，脉弦数。

要求：诊断（证型）；治疗；宜忌。

【正确答案】

诊断：破伤风（风毒在表证）。

治疗：宜祛风镇痉，选用玉真散合五虎追风散加减，并尽早使用破伤风抗毒素等西药治疗。同时，宜将患者隔离在相对安静的病室内进行治疗与护理，尽量避免光、声、振动等不良刺激；专人监护，严密观察病情；保持呼吸道通畅。

【易错答案】辨证不准确。

【答案分析】患者有外伤史，破伤风的典型症状是肌肉强直性痉挛和阵发性抽搐，不难诊断为破伤风。风毒在表证较轻，舌苔薄白，脉弦数，注意与风毒入里证鉴别。

第五节 肠痈

◎ 重点 ◎

1. 肠痈的定义、病因病机、临床表现
2. 肠痈的诊断与辨证论治

◎ 难点 ◎

肠痈的鉴别诊断

常见试题

论述题

患者，女，24岁，未婚。脐周疼痛不适，伴恶心，未吐，1天后转移至右下腹部，呈持续性，进行性加重。月经史正常。检查：右下腹痛有定处，有压痛和局限性包块，体温：38.6℃。舌有瘀斑，苔白腻，脉弦紧。

试述：①中医诊断；②西医诊断；③辨证分型；④治法；⑤主要方药；⑥方剂组成。

【正确答案】

①中医诊断：肠痈。

②西医诊断：急性阑尾炎。

③辨证分型：瘀滞型。

④治法：行气活血，通腑泄热。

⑤方药：大黄牡丹汤合红藤煎剂加减。

⑥方剂组成：大黄、芒硝、桃仁、丹皮、冬瓜仁、红藤、银花、紫花地丁、连翘、乳香、没药、延胡索、甘草。

【易错答案】辨证不准确。

【答案分析】患者腹痛起始于脐周，后转移至右下腹，伴发热、恶心，不难诊断为肠痈。舌有瘀斑，苔白腻，脉弦紧，应诊断为瘀滞型，注意与热毒证鉴别。